基层医疗卫生机构会计操作实务

主　编　李启明

副主编　陈久红　曹王爱

大连出版社

内 容 简 介

　　本书旨在满足基层医疗卫生机构广大财会人员学习财务管理与会计核算基础知识的需要。本书包含基层医疗卫生机构会计概述、会计核算方法、流动资产、非流动资产、负债、单位预算管理、收入、支出、净资产、财务报告等内容。

ⓒ 李启明　2013

图书在版编目(CIP)数据

基层医疗卫生机构会计操作实务／李启明主编.—大连:大连出版社,2013.9
ISBN 978-7-5505-0552-0

Ⅰ.①基…　Ⅱ.①李…　Ⅲ.①医药卫生组织机构—会计—中国　Ⅳ.①R197.322

中国版本图书馆 CIP 数据核字(2013)第 219416 号

出　版　人:刘明辉
策划编辑:成秉权
责任编辑:侯娟娟
责任校对:姚　兰
封面设计:林　洋
版式设计:金东秀
责任印制:徐丽红

出版发行者:大连出版社
　地址:大连市西岗区长白街 12 号
　邮编:116011
　电话:(0411)83620416/83621075
　传真:(0411)83610391
　网址:http://www.dlmpm.com
　电子信箱:hjj@dlmpm.com
印　刷　者:大连美跃彩色印刷有限公司
经　销　者:各地新华书店

幅面尺寸:170mm×240mm
印　　张:16.25
字　　数:331 千字

出版时间:2013 年 9 月第 1 版
印刷时间:2013 年 9 月第 1 次印刷
书　　号:ISBN 978-7-5505-0552-0
定　　价:33.00 元

前　言

　　为了满足基层医疗卫生机构广大财会人员学习财务管理与会计核算的基础知识,掌握基层医疗卫生机构财务管理与会计核算的基本方法,熟悉基层医疗卫生机构财务管理与会计核算的基本程序的需要,同时满足财会类专业学生选修基层医疗卫生机构会计课程的需要,规范基层医疗卫生机构财务管理与会计核算的基础工作,提高基层医疗卫生机构财务管理的水平,保证会计信息质量,我们根据财政部、卫生部2010年12月印发的《基层医疗卫生机构财务制度》(财社〔2010〕307号)和《基层医疗卫生机构会计制度》(财会〔2010〕26号)(以下简称"新制度")组织编写了《基层医疗卫生机构会计操作实务》。

　　本书在编写过程中立足基层医疗卫生机构财务管理和会计核算工作的实际需要,解决基层医疗卫生机构财务管理和会计核算工作中的具体问题,突出以下特点:

　　1.针对性。本书是新制度正式实施两年之后编写的,基层医疗卫生机构财务管理与会计核算的新旧制度衔接已经基本完成,但随着国家医疗卫生体制改革的进一步深化,国家对基层医疗卫生机构的财务管理和会计核算提出了一些新的要求,新制度在实施过程中也暴露出一些具体问题。本书在编写过程中针对基层医疗卫生机构的财务管理和会计核算出现的一些新情况、新问题,增加了预算管理、公共卫生经费管理等方面的内容,以便使财会人员全面系统掌握基层医疗卫生机构财务管理与会计核算的相关政策规定,增强其适应财务管理和会计核算新情况、解决新问题的能力。

　　2.实用性。本书力争切合基层医疗卫生机构财务管理和会计核算工作的实际需要,突出实用性和操作性。

　　3.通俗性。本书在编写过程中,对基层医疗卫生机构财务管理和会计核算中的一些重点和难点问题,力争采用图或表的形式来总结有关内容间的相互联系及区别,以起到事半功倍的效果。

首先,介绍了基层医疗卫生机构新制度颁布的背景、财务管理与会计核算的基本特征、会计要素、会计信息质量要求、会计核算的组织形式与人员配置等,并结合基层医疗卫生机构财务管理与会计核算基础工作的实际情况介绍了会计核算的基本方法。

其次,主要以会计科目为主线,结合基层医疗卫生机构财务管理与会计核算工作发生的基本业务或事项介绍了会计科目的基本使用方法和注意事项。

再次,结合新制度和近年年报中规定的基层医疗卫生机构财务报告体系,介绍了基层医疗卫生机构主要会计报表的基本格式和编制方法。

最后,为了能使广大财会人员熟悉和掌握国家对基层医疗卫生机构的财政补助政策,我们在收支核算之前增加了"单位预算管理"一章内容,系统介绍了基层医疗卫生机构预算管理的内容和国家的财政补助政策。

本书由陕西财经职业技术学院教授李启明(负责编写第一、二、九、十章并负责全书总纂)担任主编,陕西省宝鸡市财政局注册资产评估师陈红久(负责编写第三、四、五章)、陕西省渭南市澄城县财政局会计师曹王爱(负责编写第六、七、八章)担任副主编。有关章节参考了国内同领域的研究成果,在此深表感谢。同时,由于作者水平有限,书中难免有不妥和疏漏之处,敬请广大读者批评指正。

编 者

2013 年 9 月

目　录

第一章　基层医疗卫生机构会计概述

第一节　基层医疗卫生机构会计的意义与特征

📖 **学习目标**

◇了解单独制定基层医疗卫生机构财务与会计制度的必要性；
◇熟悉基层医疗卫生机构的职能定位及其与公立医院的区别；
◇掌握基层医疗卫生机构会计与公立医院会计的差异。

一、基层医疗卫生机构会计的意义

基层医疗卫生机构主要指由政府举办的独立核算的城市社区卫生服务中心（站）、乡镇卫生院等。基层医疗卫生机构是公益性事业单位，不以营利为目的[①]，负责提供公共卫生服务和常见病、多发病的诊疗等综合服务，并承担对村卫生室的业务管理和技术指导[②]。按照《中共中央、国务院关于深化医药卫生体制改革的意见》（以下简称《医改意见》）的要求，"政府举办的城市社区卫生服务中心（站）和乡镇卫生院等基层医疗卫生机构，要严格界定服务功能，明确规定使用适宜技术、适宜设备和基本药物，为广大群众提供低成本服务，维护公益性质"。所以，基层医疗卫生机构的政策和管理方式与公立医院存在较大的差异。

（一）职能定位不同。按照《医改意见》关于医疗卫生机构职能定位的基本精神，基层医疗卫生机构主要负责提供疾病预防控制等公共卫生服务及基本医疗服务，而公立医院主要承担危重急症和疑难病症的诊疗、科研、教学等综合方面的职能。

（二）财务管理侧重点不同。《医改意见》提出，政府举办的城市社区卫生服务中心（站）和乡镇卫生院等基层医疗卫生机构，要明确收支范围和标准，实行核定任

---

① 摘自《基层医疗卫生机构财务制度》（财社〔2010〕307 号）。
② 摘自《中共中央、国务院关于深化医药卫生体制改革的意见》（2009 年 3 月 17 日）。

务、核定收支、绩效考核补助的财务管理办法,并探索实行收支两条线、公共卫生和医疗保障经费的总额预付等多种行之有效的管理办法,严格收支预算管理,提高资金使用效益。有些地方也在积极探索对基层医疗卫生机构采取购买服务等方式核定政府补助,保障其正常运行。政府对基层医疗卫生机构更多地强调收支活动的预算管理,而对医院则采取预算管理和成本核算相结合的办法。

(三)财政补助政策不同。《医改意见》提出,政府负责其举办的乡镇卫生院、城市社区卫生服务中心(站)按国家规定核定的基本建设经费、设备购置经费、人员经费和其承担公共卫生服务的业务经费,使其正常运行。对包括社会力量举办的所有乡镇卫生院和城市社区卫生服务机构,各地都可采取购买服务等方式核定政府补助。而对公立医院,《医改意见》提出,逐步加大政府投入,主要用于基本建设和设备购置、扶持重点学科发展、符合国家规定的离退休人员费用和补贴政策性亏损等,对承担的公共卫生服务等任务给予专项补助,形成规范合理的公立医院政府投入机制。

(四)财务管理和会计核算要求不同。基层医疗卫生机构业务内容相对单一,财会人员数量较少,在核算要求、成本管理和财务分析等方面的要求,均有别于公立医院。

基层医疗卫生机构会计,是在新形势下根据国家对基层医疗卫生机构财务管理的特定要求和其资金运动的特征从传统的医院会计中分离出来的一门专业会计。它是以货币为主要计量单位,运用会计的基本方法,核算、反映和监督基层医疗卫生机构资金运动过程和结果的专业会计。

为了规范基层医疗卫生机构的会计核算,保证会计信息的真实、完整,根据《中华人民共和国会计法》(以下简称《会计法》)、事业单位会计准则及国家有关法律法规的规定,结合《医改意见》及实施方案对基层医疗卫生机构与公立医院提出的不同要求,以及新形势下基层医疗卫生机构和公立医院在政策和管理上存在的差异,2010年12月,财政部、卫生部在修订印发《医院财务制度》(财社〔2010〕306号)和《医院会计制度》(财会〔2010〕27号)的同时,制定印发了《基层医疗卫生机构财务制度》(财社〔2010〕307号)和《基层医疗卫生机构会计制度》(财会〔2010〕26号),自2011年7月1日起全面执行。

基层医疗卫生机构会计是基层医疗卫生机构经济管理活动的重要组成部分,它通过对基层医疗卫生机构的财政补助资金、医疗业务收支及其结果等进行全面核算、反映和监督,从而不断提高基层医疗卫生机构的经营管理水平,保证基层医疗卫生机构各项业务活动按照国家政策健康有效运行,促进基层医疗卫生机构顺利开展各项业务工作。

医改小贴士

什么是政府购买公共服务?

所谓政府购买公共服务,就是政府通过招标、协商等方式,与符合条件的机构(无论是公办还是民办)签订合同,向其购买所需要的公共服务,并根据完成服务的数量、质量及成本等情况,在综合考核评估服务效果的基础上支付相关费用。"购买服务"的理念是20世纪20年代美国政府为了解决政府公共资金被大量的"中间掠食者"消耗的问题而推行的一项重大改革措施。经过长期实践,这项改革在国内外已经取得了积极成效。在公共卫生服务领域,国内很多地区也进行了积极的探索,取得了较好的效果。实践证明,政府购买服务方式,有效地引入了竞争机制和考核激励机制,实现了从"养人办事"到"办事养人"的转变,解决了政府投入被大量的中间环节截留和消耗的问题,有利于提高政府公共投入的质量和效率,是政府公共事业体制和公共服务支出改革的方向。为此,财政部会同国家发展改革委、卫生部制定的《关于城市社区卫生服务补助政策的意见》(财社〔2006〕61号)明确提出,财政部门要通过购买服务的方式,按照社区卫生服务机构提供基本公共卫生服务项目的数量、质量以及单位(或综合)项目补助定额,在全面考核评价的基础上核定补助。

资料来源:《中国决策白皮书·决策》2011年第5期。

二、基层医疗卫生机构会计的特征

基层医疗卫生机构会计与公立医院会计相比,具有以下特征:

(一)预算管理和会计核算形式的多样性

《基层医疗卫生机构财务制度》规定,政府对基层医疗卫生机构实行"核定任务、核定收支、绩效考核补助、超支不补、结余按规定使用"的预算管理办法。同时,考虑到各地基层医疗卫生机构财务管理和会计核算水平的差异,对基层医疗卫生机构实行"统一领导、集中管理"的财务管理体制,并对基层医疗卫生机构财务集中核算和会计委托代理记账做出规范。要求把预算和财务管理责任层层落实到各部门、各环节,并通过会计核算与预算的衔接,实现强化财务监管和会计监督、加强基层医疗卫生机构内部管理、确保资金专款专用、充分发挥资金使用效益的目的。

（二）收支科目设置体现公共卫生服务性

《基层医疗卫生机构财务制度》规定，基层医疗卫生机构收入主要由医疗收入、财政补助收入和上级补助收入构成，在会计核算流程中清晰反映了各种补偿渠道的资金流程。根据基层医疗卫生机构提供公共卫生服务和基本医疗服务的职能定位，设立公共卫生支出科目，同时，体现政府对基本建设和设备购置足额安排的补偿机制，将政府承担的基本建设和设备购置支出单独反映。

（三）会计核算方法和程序设计的简便性

根据基层医疗卫生机构的预算管理要求和补偿机制，并考虑简化核算的需要，对基层医疗卫生机构不要求进行以权责发生制为基础的成本核算，也无须计提固定资产折旧或提取修购基金。通过严格禁止对外投资，控制大型设备购置和借款行为，合理划分和核算、报告各类收支，防止医疗费用不合理上涨，控制财务风险，维护公共医疗卫生的公益性。

（四）基金科目设置与提取的绩效考核奖励的激励性

在基层医疗卫生机构专用基金中设置奖励基金，规定执行核定收支等预算管理方式的基层医疗卫生机构，在年度终了对核定任务完成情况进行绩效考核合格后，可按照业务收支结余的一定比例提取奖励基金，由基层医疗卫生机构结合绩效工资的实施用于职工绩效考核奖励，以完善激励约束机制，充分调动基层医疗卫生机构医务人员的积极性，促使其更好地参与医改、服务医改。[①]

医改小贴士

什么是乡村卫生服务一体化管理？

乡村卫生服务一体化管理是在县级卫生行政部门统一规划和组织领导下，以乡镇为范围，对乡镇卫生院和村卫生室进行规范管理的工作体制。乡镇卫生院受县级卫生行政部门的委托，负责履行本辖区内卫生工作管理职责，在向居民提供公共卫生服务和常见病、多发病的诊疗等综合服务的同时，对村卫生室实行"六统一"管理，即机构统一管理、人员统一管理、业务统一管理、药械统一管理、绩效统一考核、财务统一管理。

资料来源：《陕西省卫生厅关于全面实施乡村卫生服务一体化管理的通知》（陕卫农发〔2011〕210号）。

---

① 摘自2011年1月18日财政部副部长王军就医疗机构财务、会计及审计五项制度答记者问。

第二节 会计要素

学习目标

◇熟悉基层医疗卫生机构会计要素的种类与内容；
◇掌握基层医疗卫生机构会计要素之间的关系。

一、会计要素的内容

会计核算对象的内容多种多样，为了对会计核算内容进行确认、计量、记录、报告，就需要对会计核算对象进一步分类。把会计核算对象按其对应关系划分成若干对应的要素，就形成了会计要素。会计要素就是对会计核算对象的一种特殊分类，是会计核算对象一个业务或事项的两个方面。会计要素是设置会计科目和账户、填制会计凭证、登记会计账簿和编制会计报表的基本依据。基层医疗卫生机构会计要素包括资产、负债、净资产、收入和支出。

（一）资产

资产是指基层医疗卫生机构占有或者使用的能以货币计量的经济资源。基层医疗卫生机构的资产包括流动资产、固定资产、无形资产等。

1. 流动资产是指可以在一年以内（含一年）变现或者耗用的资产，包括货币资金、应收及预付款项、存货等。

2. 固定资产是指单位价值在1 000元及以上（其中：专用设备单位价值在1 500元及以上）、使用期限在一年以上（不含一年），并在使用过程中基本保持原有物质形态的资产。单位价值虽未达到规定标准，但耐用时间在一年以上（不含一年）的大批同类物资，应作为固定资产管理。

3. 无形资产是指不具有实物形态而能为基层医疗卫生机构提供某种权利的资产，包括土地使用权、基层医疗卫生机构购入的单独计价的应用软件及其他财产权利等。

（二）负债

负债是指基层医疗卫生机构所承担的能以货币计量、需要以资产或劳务偿还的债务。基层医疗卫生机构的负债包括应付账款、预收医疗款、应缴款项、应交税费、应付职工薪酬和应付社会保障费等。

（三）净资产

净资产是指基层医疗卫生机构资产减去负债后的余额。基层医疗卫生机构的净资产包括固定基金、事业基金、专用基金、财政补助结转（余）和未弥补亏损。

1.固定基金是指基层医疗卫生机构固定资产、在建工程、无形资产形成的资金占用。

2.事业基金是指基层医疗卫生机构按规定设置的用于弥补亏损的净资产，包括从结余分配转入资金（不包括财政基本支出补助收入）、资产评估增值等。

3.专用基金是指基层医疗卫生机构按照规定提取、设置的有专门用途的资金，主要包括医疗风险基金、职工福利基金、奖励基金和其他专用基金等。

4.财政补助结转（余）是指基层医疗卫生机构历年滚存的有限定用途的财政补助资金。

5.未弥补亏损是指事业基金不足以弥补的亏损。

（四）收入

收入是指基层医疗卫生机构开展医疗卫生服务及其他活动依法取得的非偿还性资金。基层医疗卫生机构收入包括医疗收入、财政补助收入、上级补助收入和其他收入。

1.医疗收入是指基层医疗卫生机构在开展医疗卫生服务活动中取得的收入，包括门诊收入、住院收入。

2.财政补助收入是指基层医疗卫生机构从财政部门取得的基本建设补助收入、设备购置补助收入、人员经费补助收入、公共卫生服务补助收入等。

3.上级补助收入是指基层医疗卫生机构从主管部门和上级单位等取得的非财政补助收入。

4.其他收入是指上述规定范围以外的各项收入，包括社会捐赠、利息收入等。

（五）支出

支出是指基层医疗卫生机构开展医疗卫生服务及其他活动发生的资金耗费和损失。基层医疗卫生机构支出包括医疗卫生支出、财政基建设备补助支出、其他支出和待摊费用。

1.医疗卫生支出是指基层医疗卫生机构在开展基本医疗服务和公共卫生服务活动中发生的支出，包括医疗支出和公共卫生支出。

2.财政基建设备补助支出是指基层医疗卫生机构利用财政补助收入安排的基本建设支出和设备购置支出。

3.其他支出是指基层医疗卫生机构医疗卫生支出、财政基建设备补助支出以外的支出，包括罚没支出、捐赠支出、财产物资盘亏损失等。

4.待摊费用是指基层医疗卫生机构为组织、管理医疗活动等所发生的需要摊销的各项费用。

二、会计要素间的基本关系

会计要素间的基本关系可用会计等式表示,它是复式记账的理论基础,也是会计报表设计的基本原理。

基层医疗卫生机构为履行其基本职能,开展医疗卫生服务及其他活动,需从不同渠道获得一定数量的资金,并将获得的资金安排使用,即形成其资产。

基层医疗卫生机构一般从两个渠道获得资金:一个是国家投入的资金,供基层医疗卫生机构永久使用,形成净资产;另一个是债权人投入或是在业务往来中暂时形成的待结算的资金,要求按期偿还,形成负债。

基层医疗卫生机构有多少资产,就有多少负债和净资产。资产、负债、净资产是反映基层医疗卫生机构财务状况的三个基本要素,是同一事物的两个方面,用公式表示为:

资产 = 负债 + 净资产

"资产 = 负债 + 净资产"是基层医疗卫生机构的基本会计平衡公式,是基层医疗卫生机构的静态平衡状况。任何经济业务发生,要么是引起会计等式左方或者右方某一要素增加,另一要素减少,要么就是引起会计等式左右双方的要素发生等额等方向的增减变动,而不会破坏会计等式的平衡关系。

从动态观察,基层医疗卫生机构开展医疗业务活动,必然要发生一定的支出,同时相应地取得各项收入,收入减去支出即为基层医疗卫生机构的结余,用公式表示为:

收入 – 支出 = 结余(亏损)

结余(亏损)经过年终结余分配(亏损弥补),形成净资产。因此,年终结余分配(亏损弥补)后又回归到"资产 = 负债 + 净资产"的静态平衡状况。

【知识拓展 1 – 1】
净资产与所有者权益的区别

行政事业单位会计中资产与负债的差额采用"净资产"称谓,这与国际通行的用法一致。企业会计中与之相对的概念是"所有者权益",它是各种投资者对企业净资产的所有权;同时,它也是与债权人权益相联系的概念,它们共同构成"权益"概念。而行政事业单位会计中的这个差额没有上述明确的所有者权益特征。因而在行政事业单位会计中采用"净资产"命名以区别于企业会计的"所有者权益"是比较合适的。与企业的所有者权益相比较,行政事业单位会计的净资产要素具有以下基本特征:

1. 行政事业单位不存在现实的所有者,其净资产不体现企业那样的所有者权益。

2.出资者,如拨款人、捐款人,是行政事业单位净资产名义上的所有者,他们不要求出售、转让或索偿其所提供的资财,也不要求凭借其所提供的资财获得经济上的利益。

3.实际上,行政事业单位由于不以营利为目的,客观上也无法为其资财的提供者带来经济上的利益。

4.现实中,行政事业单位的一些资财提供者通常对其所提供资财的使用、维持做出某些限定,即行政事业单位的某些净资产具有限定性。同资产的限定一样,对净资产的限定也可分为暂时性限定与永久性限定。

资料来源:中华会计网校 http://www.chinaacc.com.

第三节　会计信息质量要求与会计基础

学习目标

◇熟悉基层医疗卫生机构的会计信息质量要求;
◇掌握基层医疗卫生机构的会计基础。

一、会计信息质量要求

会计信息质量要求即会计核算原则,是对基层医疗卫生机构财务会计报告中所提供会计信息质量的基本要求和使财务报告中所提供会计信息对信息使用者有用应具备的基本特征,是基层医疗卫生机构处理具体会计核算业务的基本依据。会计信息质量要求对基层医疗卫生机构会计工作具有普遍的指导意义。为实现基层医疗卫生机构财务报告的目标,基层医疗卫生机构提供的会计信息应当具备可靠性、全面性、及时性、可比性、相关性、可理解性等信息质量特征。

(一)可靠性

基层医疗卫生机构应当以实际发生的经济业务或者事项为依据进行会计核算,如实反映各项会计要素的情况和结果,保证会计信息真实可靠。

可靠性原则是对会计核算工作和会计信息的基本质量要求,它要求在会计核算的各个阶段,如审核原始凭证、填制记账凭证、记账、结账、编制财务报表时等都必须真实可靠。在确认会计事项时也必须依据真实可靠的经济活动,会计的计量、记录不得伪造,财务会计报告必须如实地反映情况,不得弄虚作假、以偏概全和掩饰真相。

（二）全面性

基层医疗卫生机构应当将发生的各项经济业务或者事项统一纳入会计核算，确保会计信息能够全面反映基层医疗卫生机构的财务状况、事业成果、预算执行等情况。

全面性原则要求凡是能够用货币计量的经济业务或者事项，会计都应反映，以保证会计的全面性。为全面完整地反映基层医疗卫生机构经济业务或事项的相关信息，并且能使基层医疗卫生机构会计信息的使用者易于理解，就要求对会计信息充分揭示；如果某项会计信息被忽略或遗漏，会引起信息使用者误解或误导其决策时，则该信息也应予以揭示。

（三）及时性

基层医疗卫生机构对于已经发生的经济业务或者事项，应当及时进行会计核算，不得提前或者延后。

为了保证会计信息与所反映的对象在时间上保持一致，避免使会计信息失去时效性，必须遵循及时性原则。及时性原则要求在会计确认、计量和报告中要及时收集会计信息，即在经济发生后，及时收集整理各种原始单据或者凭证；及时处理会计信息，即按照会计制度的规定，及时对经济业务进行确认或者计量，并编制财务会计报告；及时传递会计信息，即按照国家规定的有关时限，及时地将编制的财务报告传递给财务报告使用者，便于其及时使用和决策。

（四）可比性

基层医疗卫生机构提供的会计信息应当具有可比性。

同一基层医疗卫生机构不同时期发生的相同或者相似的经济业务或者事项，应当采用一致的会计政策，不得随意变更。确需变更的，应当将变更的内容、理由和对单位财务状况及事业成果的影响在附注中予以说明。

同类基层医疗卫生机构中不同单位发生的相同或者相似的经济业务或者事项，应当采用统一的会计政策，确保同类单位会计信息口径一致，相互可比。

（五）相关性

基层医疗卫生机构提供的会计信息应当与基层医疗卫生机构受托责任履行情况的反映，会计信息使用者的管理、决策需要相关，有助于会计信息使用者对基层医疗卫生机构过去、现在或者未来的情况做出评价或者预测。

相关性原则要求基层医疗卫生机构会计在收集、处理、传递会计信息的过程中要充分考虑国家、各部门、各单位和各级政府之间的经济利益关系以及它们对会计信息需要的不同特点，确保会计信息使用者对会计信息的不同需求。

（六）可理解性

基层医疗卫生机构提供的会计信息应当清晰明了，便于会计信息使用者理解和使用。

在会计核算中坚持可理解性原则,有利于会计信息的使用者准确、完整地把握会计信息所要说明的内容,从而更好地加以利用。

可理解性原则要求对于重要的、复杂的经济业务用规范的文字加以单独反映;对预算收支项目和会计科目的分类,要科学合理、条理清晰,项目内容应清晰明了。

二、会计基础

基层医疗卫生机构会计采用收付实现制基础。

收付实现制又称现金制或实收实付制,是以款项的实际收付为标准来处理经济业务,确定本期收入和费用,计算本期盈亏的会计处理基础。按照收付实现制原则的要求,收入和费用的归属期间与现金收支行为的发生紧密地联系在一起。在收付实现制基础上,凡在本期实际以现款支付的费用,不论其应否在本期收入中获得补偿,均应作为本期应计的费用处理;凡在本期实际收到的现款收入,不论其是否属于本期,均应作为本期应计的收入处理。反之,凡本期还没有以现款收到的收入和没有用现款支付的费用,即使其归属于本期,也不作为本期的收入和费用处理。即现金收支行为在其发生的期间全部记作收入和费用,而不考虑与现金收支行为相连的经济业务实质上是否发生。如某卫生院 2013 年 1 月份收到 2012 年应收款 5 000 元,存入银行,尽管该项收入不是 2013 年 1 月份创造的,但因为该项收入是在 2013 年 1 月份收到的,所以在现金收付基础上也作为 2013 年 1 月份的收入。这种处理方法的好处在于计算方法比较简单,也符合人们的生活习惯,但按照这种方法计算的盈亏不合理、不准确。

在收付实现制基础上,会计在处理经济业务时不考虑预收收入、预付费用以及应计收入和应计费用的问题,会计期末也不需要进行账项调整,因为实际收到的款项和付出的款项均已登记入账,所以可以根据账簿记录来直接确定本期的收入和费用并加以对比,以确定本期盈亏。

第四节 会计核算形式与人员配置

学习目标

◇了解基层医疗卫生机构会计核算的不同组织形式;

◇熟悉单位负责人在会计工作中的责任及会计工作岗位设置的基本要求;

◇掌握会计人员任职的基本条件、会计人员职业道德及会计监督的权利。

一、会计核算形式

基层医疗卫生机构实行"统一领导、集中管理"的财务管理体制,财务活动在基层医疗卫生机构负责人领导下,由财务部门集中管理;基层医疗卫生机构应根据工作需要,设置财务核算机构或人员;不具备设置条件的,可实行会计委托代理记账。有条件的地区,可对基层医疗卫生机构实行财务集中核算①。

（一）单位负责人的会计责任

单位负责人是单位会计行为的责任主体,"单位负责人对本单位的会计工作和会计资料的真实性、完整性负责"②。单位负责人在单位会计工作中的基本职责有:

1. 负责组织制定单位财务管理规章制度,确保单位财务机构、会计人员自觉遵守会计法律法规,依法进行会计核算,实行会计监督;

2. 负责建立健全单位内部控制制度,明确财务机构、会计人员的基本职责,保证财务机构、会计人员依法履行职责,不得授意、指使、强令会计机构、会计人员违法办理会计事项;

3. 负责对外提供的财务会计报告的审批,保证财务会计报告真实、完整,按规定程序在对外提供财务会计报告封面签字并盖章;

4. 负责单位会计人员的任免和奖惩,组织安排单位会计人员按规定接受会计继续教育。

财会小贴士

　　单位负责人在会计监督中的职责与会计机构、会计人员的监督权利

　　单位负责人应当保证会计机构、会计人员依法履行职责,不得授意、指使、强令会计机构、会计人员违法办理会计事项。

　　会计机构、会计人员对违反本法和国家统一的会计制度规定的会计事项,有权拒绝办理或者按照职权予以纠正。

　　资料来源:《中华人民共和国会计法》第二十八条。

（二）会计核算的组织形式

按照《会计基础工作规范》的规定:各单位应当根据会计业务的需要设置会计

---

① 摘自《基层医疗卫生机构财务制度》(财社〔2010〕307号)。

② 《中华人民共和国会计法》第四条。

机构;不具备单独设置会计机构条件的,应当在有关机构中配备专职会计人员。没有设置会计机构和配备会计人员的单位,应当根据《代理记账管理暂行办法》委托会计师事务所或者持有代理记账许可证书的其他代理记账机构进行代理记账。《会计基础工作规范》规定的会计核算的组织形式可用图1-1表示如下。

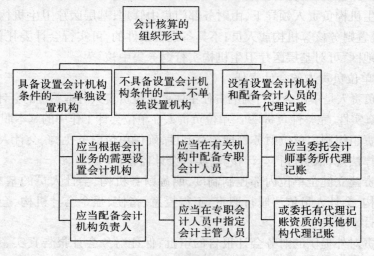

图1-1 会计核算的组织形式图

财会小贴士

会计机构负责人、会计主管人员应当具备的基本条件

会计机构负责人、会计主管人员应当具备下列基本条件:

(一)坚持原则,廉洁奉公;

(二)具有会计专业技术资格;

(三)主管一个单位或者单位内一个重要方面的财务会计工作时间不少于2年;

(四)熟悉国家财经法律、法规、规章和方针、政策,掌握本行业业务管理的有关知识;

(五)有较强的组织能力;

(六)身体状况能够适应本职工作的要求。

资料来源:《会计基础工作规范》第七条。

（三）财务集中核算

财务集中核算是以代理记账理论为基础,在保证纳入集中核算单位的资金所有权、使用权和财务自主权不变的情况下,由财政部门或主管部门设立的集中核算机构代理各单位行使资金结算、会计核算职能,同时行使对财政资金的监管职能。

财务集中核算的基本运行模式是撤销单位银行账户,取消单位会计机构,会计档案资料集中管理,对被纳入集中核算单位的各财务收支采取"集中管理,统一开户,分户核算"的报账制模式。

近年来,部分地区针对基层医疗卫生机构存在的财务管理和会计监督制约机制不健全、会计基础工作薄弱、会计机构和会计人员素质不高、滥收滥支、挥霍浪费、贪污挪用公款、违法犯罪、会计信息失真、会计秩序混乱等问题,积极探索对基层医疗卫生机构实行财务集中核算。财务集中核算经过多年的探索与实践,已经在我国一些地区发挥了预防腐败、提高会计信息质量的作用。

【知识拓展1-2】

什么是代理记账?

代理记账是针对不具备设置会计机构与会计人员条件的单位而提出的。所谓代理记账是指具有代理记账资格的中介机构接受委托,替不具备设置会计机构和会计人员条件的单位代理会计记账的行为。《会计法》第三十六条明确规定:"不具备设置条件的,应当委托经批准设立从事会计代理记账业务的中介机构代理记账。"

关于代理记账机构应具备的条件、代理记账机构的业务范围、代理记账机构与委托人的关系、代理记账人员应遵守的规则等问题,财政部发布了《代理记账管理暂行办法》,对此做了具体的规定。

一、关于代理记账机构应具备的条件

根据规定,在我国从事代理记账业务的机构,应具备下列条件:至少有3名持有会计从业资格证书(亦称会计证,下同)的专职人员,同时聘用一定数量相同条件的兼职从业人员;主管代理记账业务的负责人必须具有会计师以上专业技术资格;代理记账机构要有健全的代理记账业务规范和财务会计管理制度;机构的设立依法经过工商行政管理部门或者其他管理部门核准登记。申请成立代理记账机构,必须经过县级以上财政部门审查批准,并领取由财政部统一印制的代理记账许可证书,才能从事代理记账业务。

二、关于代理记账机构的业务范围

代理记账机构可以根据委托人的委托,办理下列业务:根据委托人提供的原始凭证和其他资料,按照国家统一会计制度的规定,进行会计核算,包括审核原始凭证、填制记账凭证、登记会计账簿、编制财务会计报告;定期向政府有关部门和其他财务会计报告使用者提供财务会计报告;定期向税务机关提供税务资料;委托人委托的相关经济业务。

三、关于代理记账机构与委托人的关系

委托人与代理记账机构应当签订合同,明确双方的权利义务,合同应载附以下内容:委托人、代理记账机构对会计资料真实性、完整性承担责任;明确会计凭证传递程序和签收手续;编制和提供财务会计报告的要求;会计档案保管的要求;双方终止合同应办理的会计交接事宜。委托人应当履行以下义务:对本单位发生的经济业务事项,必须填制或者取得符合国家统一的会计制度规定的原始凭证;应当配备专人负责日常货币收支和保管;及时向代理记账机构提供真实、完整的凭证和其他相关资料;对于代理记账机构退回的要求按照国家统一的会计制度规定进行更正、补充的原始凭证,应当及时予以更正、补充。

四、关于代理记账从业人员应遵守的规则

根据规定,从事代理记账人员应遵守以下规则:遵守会计法律、法规和国家统一的会计制度,依法履行职责;对在执行业务中知悉的商业秘密,负有保密义务;委托人示意其做出不当的会计处理,提供不实的会计资料,以及提出其他不符合法律、法规规定要求的,应当拒绝;对委托人提出的有关会计处理原则问题负有解释的责任等。

资料来源:中华会计网校 http://www.chinaacc.com,2011-08-16.

二、会计工作岗位的设置

(一)确保会计人员持证上岗

按照《会计从业资格管理办法》(中华人民共和国财政部令第73号)的规定,在国家机关、社会团体、企业、事业单位和其他组织中担任会计机构负责人(会计主管)的人员,以及从事下列会计工作的人员应当取得会计从业资格:

1. 出纳;
2. 稽核;
3. 资本、基金核算;
4. 收入、支出、债权债务核算;
5. 职工薪酬、成本费用、财务成果核算;
6. 财产物资的收发、增减核算;
7. 总账;
8. 财务会计报告编制;
9. 会计机构内会计档案管理;
10. 其他会计工作。

基层医疗卫生机构应当根据《会计从业资格管理办法》的规定和会计核算业务

或事项需要配备会计人员,不得任用(聘用)不具备会计从业资格的人员从事会计工作。不具备会计从业资格的人员,不得从事会计工作,不得参加会计专业技术资格考试或评审、会计专业技术职务的聘任,不得申请取得会计人员荣誉证书。

(二)合理设置会计工作岗位

基层医疗卫生机构应当根据会计业务需要设置会计工作岗位。

会计工作岗位一般可分为:会计机构负责人或者会计主管人员,出纳,财产物资核算,工资核算,成本费用核算,财务成果核算,资金核算,往来结算,总账报表,稽核,档案管理等。开展会计电算化和管理会计的单位,可以根据需要设置相应工作岗位,也可以与其他工作岗位相结合。

会计工作岗位,可以一人一岗、一人多岗或者一岗多人。但出纳人员不得兼管稽核,会计档案保管和收入、费用、债权债务账目的登记工作。

(三)建立轮岗制度

基层医疗卫生机构会计人员的工作岗位应当有计划地进行轮换。

(四)实行回避制度

基层医疗卫生机构任用会计人员应当实行回避制度。

单位领导人的直系亲属不得担任本单位的会计机构负责人、会计主管人员。会计机构负责人、会计主管人员的直系亲属不得在本单位会计机构中担任出纳工作。

需要回避的直系亲属为:夫妻关系、直系血亲关系、三代以内旁系血亲以及配偶亲关系。

财会小贴士

会计人员实行回避制度。与单位负责人有配偶、姻亲、直系血亲和三代以内旁系血亲关系的,不得担任本单位总会计师、会计机构负责人、会计主管人员和出纳;与总会计师、会计机构负责人、会计主管人员有上述关系的,不得担任本单位出纳。

资料来源:《陕西省会计管理条例》第十三条。

三、会计人员应具备的条件

基层医疗卫生机构"会计人员应当具备必要的专业知识和专业技能,熟悉国家有关法律、法规、规章和国家统一会计制度,遵守职业道德"[①],"会计人员应当遵守职业道德,提高业务素质"[②]。

---

① 《会计基础工作规范》第十四条。
② 《中华人民共和国会计法》第三十九条。

基层医疗卫生机构"从事会计工作的人员,必须取得会计从业资格证书","担任单位会计机构负责人(会计主管人员)的,除取得会计从业资格证书外,还应当具备会计师以上专业技术职务资格或者从事会计工作三年以上经历"①。

按照《会计从业资格管理办法》的规定,国家实行会计从业资格考试制度,符合下列条件的人员,可以申请参加会计从业资格考试:

(一)遵守会计和其他财经法律、法规;

(二)具备良好的道德品质;

(三)具备会计专业基础知识和技能。

同时规定,因有《会计法》第四十二条、第四十三条、第四十四条所列违法情形,被依法吊销会计从业资格证书的人员,自被吊销之日起5年以内不得参加会计从业资格考试,不得重新取得会计从业资格证书;因有提供虚假财务会计报告,做假账,隐匿或者故意销毁会计凭证、会计账簿、财务会计报告,贪污、挪用公款,职务侵占等与会计职务有关的违法行为,被依法追究刑事责任的人员,不得参加会计从业资格考试,不得取得或者重新取得会计从业资格证书。

为了不断提高会计人员的业务素质,提高财务管理水平和会计核算能力,基层医疗卫生机构"对会计人员的教育和培训工作应当加强"②,"会计人员应当按照国家有关规定参加会计业务的培训","应当合理安排会计人员的培训,保证会计人员每年有一定时间用于学习和参加培训"③,"单位应当鼓励和支持持证人员参加继续教育,保证学习时间,提供必要的学习条件"④。

四、会计人员的职业道德

根据《会计基础工作规范》的规定,会计人员职业道德的内容主要包括以下六个方面:

(一)敬业爱岗

会计人员应当热爱本职工作,努力钻研业务,使自己的知识和技能适应所从事工作的要求。"忠于职守,热爱本职"是做好会计工作的出发点。唯其如此,才会勤奋、努力钻研业务技术,适应会计工作的要求。敬业爱岗,要求会计人员应有强烈的事业心、进取心和过硬的基本功。在实际工作中往往会发现有些失误不是业务技术深浅的问题,而是由于粗心大意和缺乏扎实工作作风造成的。会计工作政策

---

① 《中华人民共和国会计法》第三十八条。
② 《会计基础工作规范》第十四条。
③ 《会计基础工作规范》第十四条。
④ 《会计从业资格管理办法》第十七条。

性很强,涉及面较广,有的同社会上出现的各种经济倾向和不良风气有着密切的联系,因而有些问题处理起来十分复杂。这就要求会计人员要有强烈的"追根求源"的意识,凡事要多问个为什么,要有认真负责的态度。由于会计工作的性质和任务,致使一些会计人员长年累月、周而复始地进行着记账、算账、报账等事务工作,天天与数字打交道,工作细致而烦琐,如果不耐劳尽责,缺乏职业责任感,就会觉得工作枯燥、单调,甚至讨厌,就谈不上热爱会计工作,更谈不上精通会计业务,也就搞不好会计工作。敬业爱岗是会计人员应该遵循的最起码的职业道德。

（二）熟悉法规

法制意识是维护社会主义市场经济秩序,在法律的范围内进行经营活动的重要前提。会计工作不只是单纯的记账、算账、报账工作,会计工作时时、事事、处处涉及执法守法方面的问题。会计人员不仅应当熟悉财经法律、法规和国家统一的会计制度,还要能结合会计工作进行广泛宣传;做到在自己处理各项经济业务时知法依法、知章循章,依法把关守口,对服务和监督对象则能够进行会计法制宣传,增强他们的法制观念,帮助他们辨明法律上的是与非,促使他们在日常经济活动中依法办事,避免不轨行为。

（三）依法办事

严格实行会计监督,依法办事,是会计人员职业道德的前提。会计人员应当按照会计法律、法规、规章规定的程序和要求进行会计工作,保证所提供的会计信息合法、真实、准确、及时、完整。会计信息的合法、真实、准确、及时和完整,不但要体现在会计凭证和会计账簿的记录上,还要体现在财务报告上,使单位外部的投资者、债权人、社会公众以及社会监督部门能依照法定程序得到可靠的会计信息资料。要做到这一点并不容易,但会计人员的职业道德要求这样做,会计人员应该继续在这一点上树立自己的职业形象和职业人格的尊严,敢于抵制歪风邪气,同一切违法乱纪的行为做斗争。

（四）客观公正

会计信息的正确与否,不仅关系到微观决策,而且关系到宏观决策。会计人员在办理会计事务时,应当实事求是、客观公正。这是一种工作态度,也是会计人员追求的一种境界。做好会计工作,无疑是需要专业知识和专门技能的,但这并不足以保证会计工作的质量,实事求是的精神和客观公正的态度,也同样重要,否则,就会把知识和技能用错了地方,甚至参与弄虚作假或者作弊。

（五）搞好服务

会计工作是经济管理工作的一部分,把这部分工作做好对所在单位的经营管理至关重要。会计工作的特点决定会计人员应当熟悉本单位的生产经营和业务管理情况,以便运用所掌握的会计信息和会计方法,为改善单位的内部管理、提高经济效益服务。改革开放以来,我国的改革开放和社会主义市场经济的不断发展,使会计服务的对象多元化。随着所有制结构的变化和投资主体的多元化、筹资活动的多样化,会计信息的使用者越来越多。管理者、投资者、债权人、社会公众以及政府部门在改善经营管理、评价财务状况、考核经营业绩、做出投资决策、加强宏观调控等方面都注重运用会计信息,从而引起社会对会计信息在时效、范围、质量等方面的需求大大增加,对会计人员所提供的服务质量有了新的要求。

(六)保守秘密

会计人员应当保守本单位的商业秘密,除法律规定和单位负责人同意外,不能私自向外界提供或者泄露单位的会计信息。众所周知,会计资料是一个单位财务状况和财务经营的综合反映。会计资料中的许多内容,往往涉及单位的资金投向、技术开发目标、提高市场竞争力的措施等商业秘密,涉及国家机关等国家机器组成单位的经济、政治、科研、国防等国家机密。这些商业秘密和国家机密,关系到经济组织的发展和国家安全、社会稳定,依法受到保护,不得随意泄露、传播,否则将给各经济组织和国家利益带来极为严重的影响。随着市场竞争的加剧,会计资料日益成为商业秘密和国家机密的重要部分,受到关注。而会计人员由于会计工作性质的原因,有机会了解或者掌握重要商业机密,因此,必须严守秘密。泄密是一种不道德行为,会计人员应当确立泄露商业秘密为大忌的观念,对于自己知悉的内部机密,在任何时候、任何情况下都严格保守,不能随意向外界泄露商业秘密。如有违反,应承担相应的法律责任。

财政部门、业务主管部门和各单位应当定期检查会计人员遵守职业道德的情况,并作为会计人员晋升、晋级、聘任专业职务、表彰奖励的重要考核依据。会计人员违反职业道德的,由所在单位进行处罚;情节严重的,由会计证发证机关吊销其会计证。

财会小贴士

什么是不相容职务?

所谓不相容职务,是指那些如果由一个人担任,既可能发生错误和舞弊行为,又可能掩盖其错误和舞弊行为的职务。不相容职务分离的核心是"内部牵制",它要求每项经济业务都要经过两个或两个以上的部门或人员的处理,使得单个人或部门的工作必须与其他人或部门的工作相一致或相联系,并受其监督和制约。

内部控制制度的建立和实施必须贯彻不相容职务分工的原则,其内容包括:①对每一项业务不能完全由一人经办;②钱、账、物分管,例如,仓库保管员

负责原材料的收、发、存和管理工作,并负责登记原材料的数量,而相关的账务处理则由会计人员负责;③有健全严格的凭证制度。

一般情况下,单位的经济业务活动通常可以划分为授权、签发、核准、执行和记录五个步骤。如果上述每一步都有相对独立的人员或部门分别实施或执行,就能够保证不相容职务的分离,从而便于内部控制作用的发挥。

概括而言,在单位内部应加以分离的主要不相容职务有:①授权进行某项经济业务和执行该项业务的职务要分离,如有权决定或审批材料采购的人员不能同时兼任采购员职务。②执行某些经济业务和审核这些经济业务的职务要分离,如填写销货发票的人员不能兼任审核人员。③执行某项经济业务和记录该项业务的职务要分离,如销货人员不能同时兼任会计记账工作。④保管某些财产物资和对其进行记录的职务要分离,如会计部门的出纳员与记账员要分离,不能兼任。⑤保管某些财产物资和核对实存数与账存数的职务要分离。⑥记录明细账和记录总账的职务要分离。⑦登记日记账和登记总账的职务要分离。

资料来源:中华会计网校 http://www.chinaacc.com,2011 - 05 - 04.

五、会计监督的依据与职责

基层医疗卫生机构的会计机构、会计人员对本单位的经济活动进行会计监督。

(一)会计监督的依据

会计机构、会计人员进行会计监督的依据是:

1. 财经法律、法规、规章;

2. 会计法律、法规和国家统一会计制度;

3. 各省、自治区、直辖市财政厅(局)和国务院业务主管部门根据《会计法》和国家统一会计制度制定的具体实施办法或者补充规定;

4. 各单位根据《会计法》和国家统一会计制度制定的单位内部会计管理制度;

5. 各单位内部的预算、财务计划、经济计划、业务计划等。

(二)会计监督的职责

1. 会计机构、会计人员应当对原始凭证进行审核和监督。

对不真实、不合法的原始凭证,不予受理。对弄虚作假、严重违法的原始凭证,在不予受理的同时,应当予以扣留,并及时向单位领导人报告,请求查明原因,追究当事人的责任。

对记载不准确、不完整的原始凭证,予以退回,要求经办人员更正、补充。

2. 会计机构、会计人员对伪造、变造、故意毁灭会计账簿或者账外设账行为,应当制止和纠正;制止和纠正无效的,应当向上级主管单位报告,请求做出处理。

3. 会计机构、会计人员应当对实物、款项进行监督,督促建立并严格执行财产清查制度。发现账簿记录与实物、款项不符时,应当按照国家有关规定进行处理。超出会计机构、会计人员职权范围的,应当立即向本单位领导报告,请求查明原因,做出处理。

4. 会计机构、会计人员对指使、强令编造、篡改财务报告行为,应当制止和纠正;制止和纠正无效的,应当向上级主管单位报告,请求处理。

5. 会计机构、会计人员应当对财务收支进行监督。

(1)对审批手续不全的财务收支,应当退回,要求补充、更正。

(2)对违反规定不纳入单位统一会计核算的财务收支,应当制止和纠正。

(3)对违反国家统一的财政、财务、会计制度规定的财务收支,不予办理。

(4)对认为是违反国家统一的财政、财务、会计制度规定的财务收支,应当制止和纠正;制止和纠正无效的,应当向单位领导人提出书面意见请求处理。

单位领导人应当在接到书面意见起十日内做出书面决定,并对决定承担责任。

(5)对违反国家统一的财政、财务、会计制度规定的财务收支,不予制止和纠正,又不向单位领导人提出书面意见的,也应当承担责任。

(6)对严重违反国家利益和社会公众利益的财务收支,应当向主管单位或者财政、审计、税务机关报告。

6. 会计机构、会计人员对违反单位内部会计管理制度的经济活动,应当制止和纠正;制止和纠正无效的,向单位领导人报告,请求处理。

7. 会计机构、会计人员应当对单位制订的预算、财务计划、经济计划、业务计划的执行情况进行监督。

第二章 会计核算方法

会计核算方法是指对基层医疗卫生机构各项经济业务活动进行连续系统完整的核算、反映和监督所应用的一系列方法,包括设置会计科目和账户、确定记账方法、填制和审核会计凭证、登记会计账簿和编制财务报告等五项内容。

基层医疗卫生机构的会计核算方法体系及其关系如图2-1所示。

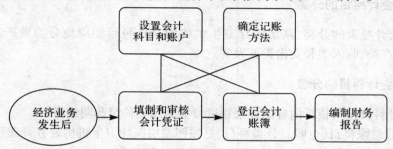

图2-1 基层医疗卫生机构会计核算方法体系及关系图

第一节 会 计 科 目

📖 **学习目标**

◇了解会计对象、会计要素、会计科目及会计账户之间的关系;
◇熟悉基层医疗卫生机构会计科目的分类、分级及使用要求;
◇初步掌握基层医疗卫生机构会计科目的主要内容。

一、会计科目的含义

会计科目,是对会计要素的科学分类。会计科目是设置账户的依据,是汇总和检查基层医疗卫生机构财务收支状况和结果的统一项目。

会计对象、会计要素、会计科目及会计账户之间的关系如图2-2所示。

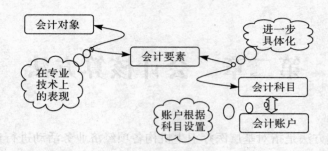

图 2 - 2 以会计要素为中心的相关概念的关系

二、会计科目的分类

按会计要素的分类,基层医疗卫生机构的会计科目相应地分为资产类、负债类、净资产类、收入类和支出类五大类。

三、会计科目的分级

会计科目按其核算内容的详细程度可分为总账科目和明细科目。

(一)总账科目,也叫总分类科目,是按照基层医疗卫生机构财务管理要求对其会计要素进行总括分类的项目,是设置总账账户的依据。

(二)明细科目,也叫明细分类科目,是按照基层医疗卫生机构财务管理的要求,根据会计核算内容的重要性原则,对总账科目所做的进一步分类,是设置明细账户的依据。明细科目按其反映内容的详略程度,又可分为一级明细科目和二级明细科目。

1. 一级明细科目,又称子目。它是对总账科目直接分类后的项目,是设置一级明细账户的依据。如基层医疗卫生机构会计在"库存物资"总账科目下,设"药品"、"卫生材料"、"低值易耗品"和"其他材料"四个一级明细科目。

2. 二级明细科目,又称细目。它是对一级明细科目进一步分类后的项目,是设置二级明细账户的依据。如基层医疗卫生机构会计在"药品"一级明细科目下设置"药库"和"药房"两个二级明细科目。另外,有些二级明细科目根据核算需要也可以设置三级明细科目,如基层医疗卫生机构会计在"药库"和"药房"两个二级明细科目下设置"西药"、"中成药"、"中草药"三级明细科目。

(三)总账科目和明细科目的关系

从总账科目和明细科目的关系来看,总账科目是明细科目的综合,一级明细科目是二级明细科目的综合,总账科目对明细科目、一级明细科目对二级明细科目起控制作用;明细科目是总账科目的详细分类和具体说明,对总账科目起补充和分析作用,二级明细科目对一级明细科目也是如此。所以,会计记账要求总账科目与明细科目平行登记。平行登记的要点是"三同四相符",即总账科目与明细科目同时间、同方向、同金额登记,登记的结果必然是期初余额、本期借方发生额、本期贷方发生额、期末余额相符。

四、会计科目设置和使用的要求

（一）会计科目设置的基本要求

基层医疗卫生机构会计的总账科目是汇总和检查基层医疗卫生机构业务活动情况的全国统一指标,应当按照财政部、卫生部印发的《基层医疗卫生机构会计制度》统一设置。基层医疗卫生机构在不影响会计处理和编报会计报表的前提下,可以根据实际情况自行设置《基层医疗卫生机构会计制度》规定之外的明细科目,不需用的科目可以不设置。

基层医疗卫生机构会计的总账科目如表 2-1 所示。

表 2-1 　　　　　　　　　　会计科目表

序号	编号	名称	序号	编号	名称
		一、资产类		30101	固定资产占用
1	101	库存现金		30102	在建工程占用
2	102	银行存款		30103	无形资产占用
3	103	零余额账户用款额度	23	302	事业基金
4	104	其他货币资金	24	303	专用基金
5	111	财政应返还额度	25	304	本期结余
	11101	财政直接支付	26	305	财政补助结转(余)
	11102	财政授权支付		30501	财政基本补助结转
6	112	应收医疗款		30502	财政项目补助结转(余)
7	114	其他应收款	27	306	其他限定用途结转(余)
8	121	库存物资	28	308	结余分配
9	123	待摊支出		30801	待分配结余
10	131	固定资产		30802	提取专用基金
11	133	在建工程		30803	事业基金弥补亏损
12	141	无形资产			四、收入类

序号	编号	名称	序号	编号	名称
		二、负债类	29	401	医疗收入
13	201	借入款		40101	门诊收入
14	202	待结算医疗款		40102	住院收入
15	203	应缴款项	30	402	财政补助收入
16	206	应付账款	31	403	上级补助收入
17	207	预收医疗款	32	406	其他收入
18	208	应付职工薪酬			五、支出类
19	210	应付社会保障费	33	501	医疗卫生支出
20	211	应交税费		50101	医疗支出
21	221	其他应付款		50102	公共卫生支出
		三、净资产类	34	502	财政基建设备补助支出
22	301	固定基金	35	506	其他支出

（二）会计科目编号使用的要求

《基层医疗卫生机构会计制度》统一规定会计科目的编号，以便于编制会计凭证、登记账簿、查阅账目，实行会计信息化管理。基层医疗卫生机构不得随意打乱重编。

基层医疗卫生机构在编制会计凭证、登记会计账簿时，应填列会计科目的名称，或者同时填列会计科目的名称和编号，不得只填列科目编号，不填列科目名称。

（三）明细科目设置的具体方法

基层医疗卫生机构会计明细科目的设置，除《基层医疗卫生机构会计制度》已有规定者外，在不违反统一会计核算要求的前提下，基层医疗卫生机构可根据需要，自行规定。一般情况下，基层医疗卫生机构会计明细科目的设置有以下三种情况：

1.按照政府预算管理的要求以及《政府收支分类科目》设置明细科目。如"财政补助收入"总账科目应按照部门预算编制的要求设置"基本支出"和"项目支出"两个一级明细科目。

2.按结算单位、个人名称或事项设置明细科目，如各种往来款项明细科目的设置。

3.按财产物资的类别或品名设置明细科目，如固定资产、库存物资明细科目的设置。

第二节 记账方法

学习目标

◇熟悉借贷记账法的基本原理;

◇掌握借贷记账法的运用。

记账方法是对经济活动确定会计分录的记账规则,也就是用不同的记账符号、方向来确定会计事项分录规则的一种技术方法,它是会计核算的基本方法之一。

基层医疗卫生机构会计记账采用借贷记账法。借贷记账法是以"借"和"贷"作为记账符号,以"有借必有贷,借贷必相等"为记账规则,用来反映会计主体资金运动的一种复式记账法。借贷记账法的基本内容有:

一、记账符号

记账符号,是指用来表示记账方向的记号,借贷记账法以"借"、"贷"二字作为记账符号。其中,"借"表示账户的左边;"贷"表示账户的右边。借和贷与不同的账户相结合,可以表示不同的含义:

(一)"借"、"贷"代表账户的两个固定的部位。一切账户均需设两个部位,记录数量上的增减变化,其中,左方一律称作借方,右方一律称作贷方。

(二)"借"、"贷"不直接表示账户金额的增加与减少。"借"、"贷"只有与不同类型的具体账户相结合后才分别表示账户金额的增加或减少,即"借"、"贷"本身并不等于账户金额的增加或减少。如在借贷记账法下,一般的资产类账户,"借"表示增加,"贷"表示减少;一般的负债类和净资产类账户,"贷"表示增加,"借"表示减少。

(三)"借"、"贷"表示账户余额的方向。通常情况下,资产、负债和净资产类账户期末都有余额,资产类账户的余额在借方,负债与所有者权益类账户的余额在贷方。

借贷记账法下两类账户的基本结构如图2-3所示。

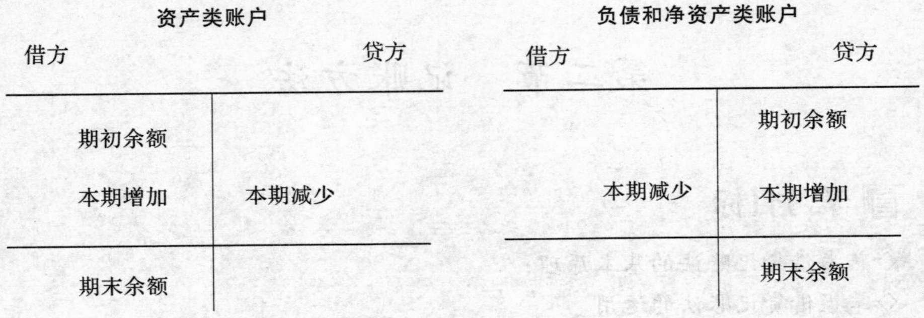

	资产类账户		负债和净资产类账户	
借方		贷方	借方	贷方

期初余额			期初余额
本期增加	本期减少	本期减少	本期增加
期末余额			期末余额

图2-3 资产、负债及净资产类账户基本结构图

二、记账规则

(一)记账规则的含义

记账规则是根据单位发生的业务或事项确定涉及的会计科目、记账方向及金额,并据以编制会计分录(填制记账凭证)的原则。借贷记账法的记账规则为"有借必有贷,借贷必相等"。具体要求有:

1. 任何一项业务或事项的发生,都必然同时导致至少两个账户发生变化。或者说,业务或事项发生后,同时至少在两个或两个以上的账户中对应地记录。

2. 在记入有关账户时,记入一个或几个账户的借方,同时记入另一个或几个账户的贷方,不能全部记入借方或全部记入贷方,即有借必有贷。

3. 记入借方账户的金额与记入贷方账户的金额必须相等,即借贷必相等。

(二)四种典型的经济业务

单位所发生的各种业务或事项,引起资产类与负债和净资产类账户的增减变动有四种类型,因此,在借贷记账法下,账簿的登记也有以下四种情况:

1. 业务或事项影响的同为资产类账户,则一个账户增加,记在借方;一个账户减少,记在贷方;双方金额相等。

2. 业务或事项影响的同为负债和净资产类账户,则一个账户增加,记在贷方;一个账户减少,记在借方;双方金额相等。

3. 业务或事项分别使资产、负债两类账户增加,则资产类账户增加,记在借方;负债和净资产类账户增加,记在贷方;双方金额相等。

4. 业务或事项分别影响两类账户减少,则资产类账户减少,记在贷方;负债和净资产类账户减少,记在借方;双方金额相等。

上述四种典型业务或事项记入账户的方向如图2-4所示。

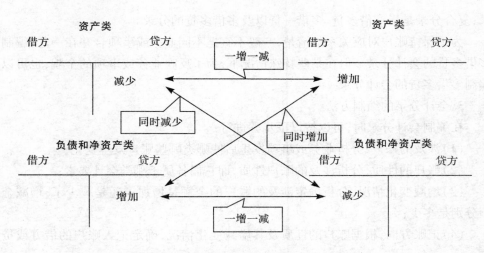

图 2-4　四种典型业务或事项记入账户方向图

三、会计账户对应关系与会计分录

（一）会计账户对应关系

采用借贷记账法,在某项业务或事项发生时,必然在有关账户之间形成应借应贷的关系,通常把账户之间应借应贷的相互关系,叫作账户的对应关系,把形成对应关系的账户叫作对应账户。通过分析账户的对应关系,可以了解业务或事项发生的内容,并对业务或事项处理的合法性和合理性进行检查和监督。

（二）会计分录

1. 会计分录的定义

在借贷记账法下,为了连续、系统地记录资产、负债和净资产的变化,清晰地反映各个账户之间的对应关系,应该首先分析每项业务或事项的性质和内容,确认应记入的账户、应记的金额、应借应贷的方向,然后再记入有关分类账户中。这种指明每项业务或事项应借应贷账户名称及其金额的记录,称为会计分录,简称分录。

会计分录的内容包括借贷符号,应借应贷账户,借贷金额三部分。

2. 会计分录的编制格式

按照惯例,会计分录的编制格式有以下两个要点:

（1）应是先借后贷,借贷分行,借方在上,贷方在下;

（2）贷方记账符号、账户、金额都要比借方退后一格,表明借方在左,贷方在右。

会计分录的种类有简单分录和复合分录两种。简单分录是指一借一贷的分录;复合分录是指一借多贷、多借一贷以及多借多贷的分录。

为了保持账户对应关系的清楚,一般不宜把不同业务或事项合并在一起,编制多借多贷的会计分录。但在某些特殊情况下,为了反映业务或事项的全貌,也可以编制多借多贷的会计分录。

3.会计分录的编制方法

在编制会计分录时,可以按以下步骤进行:

(1)涉及的账户,分析业务或事项发生后使哪类哪些账户发生变化;

(2)账户的性质,分析涉及的账户性质,即它们各属于哪类会计要素;

(3)增减变化情况,分析确定涉及的账户的金额是增加了还是减少了,增减金额分别是多少;

(4)记账方向,根据账户的性质及其增减变化情况,确定记入账户的借方或贷方;

(5)根据会计分录的格式要求,编制完整的会计分录。

四、试算平衡

试算平衡是根据会计等式的平衡关系,按照记账规则的要求,通过汇总计算来检查账户记录是否正确的方法。

按照"有借必有贷,借贷必相等"的记账规则,每项业务或事项发生时所编制会计分录的对应账户的借贷金额必然相等。当一定时期内发生的所有业务或事项全部记入有关的账户后,全部账户的本期借方发生额合计数与本期贷方发生额合计数必然相等。依此类推,全部账户的期末借方余额与期末贷方余额也必然相等。据此,试算平衡可以从以下三个方面进行:

1.检查每笔会计分录中的借贷金额是否平衡。会计分录试算平衡公式为:

借方账户金额 = 贷方账户金额

2.检查每一账户的本期借贷发生额是否平衡。发生额试算平衡公式为:

全部账户本期借方发生额合计 = 全部账户本期贷方发生额合计

3.检查每一账户的期末借贷余额是否平衡。余额试算平衡公式为:

全部账户期末借方余额合计 = 全部账户期末贷方余额合计

试算平衡一般是在期末结出各个账户的本期发生额和期末余额后,通过编制试算平衡表来进行的。试算平衡表分两种:一种是将本期发生额和期末余额的试算平衡分别列表编制;另一种是将本期发生额和期末余额的试算平衡合并在一张表上进行。

通过试算平衡表可以检查账簿记录是否平衡。如果借贷不平衡，就可以肯定账户的记录或计算有错误。但是，如果借贷平衡，也不能肯定记账没有错误，因为有些错误并不影响借贷双方的平衡。如在有关账户中重记或漏记某些业务，或者将借贷记账方向弄颠倒等错误，就不能通过试算平衡来发现。因此，试算平衡的检查只是相对的，但这并不影响试算平衡的重要性。

第三节 会计凭证

🗐 学习目标

◇熟悉会计凭证、原始凭证、记账凭证的种类；
◇掌握原始凭证、记账凭证的基本要求；
◇掌握填制会计凭证的一般要求；
◇掌握原始凭证、记账凭证审核的要点；
◇掌握会计凭证传递的基本程序。

会计凭证是记录经济业务，明确经济责任的书面证明，是登记账簿的依据。基层医疗卫生机构的会计凭证按其填制的程序和用途不同，可分为原始凭证和记账凭证两种。

一、原始凭证

原始凭证是基层医疗卫生机构业务或事项发生后直接取得或填制的能够证明业务或事项发生、明确经济责任的具有法律效力的书面证明。

（一）原始凭证的基本要求

原始凭证的基本要求有：

1. 原始凭证的内容必须具备凭证的名称、填制凭证的日期、填制凭证单位名称或者填制人姓名、经办人员的签字或者盖章、接受凭证单位名称、经济业务内容、数量、单价和金额。

2. 从外单位取得的原始凭证，必须盖有填制单位的公章，从个人取得的原始凭证，必须有填制人员的签字或者盖章。自制原始凭证必须有经办单位领导人或者其指定人员的签字或者盖章。对外开出的原始凭证必须加盖本单位公章。

3. 凡填有大写和小写金额的原始凭证，大写和小写金额必须相符。购买实物的原始凭证,必须有验收证明。支付款项的原始凭证必须有收款单位和收款人的收款证明。

4. 一式几联的原始凭证应当注明各联的用途,只能以一联作为报销凭证。一式几联的发票和收据,必须用双面复写纸套写(发票和收据本身具备复写功能的除外),并连续编号。作废时应当加盖"作废"戳记,连同存根一起保存,不得撕毁。

5. 发生销货退回的,除填制退货发票外,还必须有退货验收证明。退款时,必须取得对方的收款收据或者汇款银行的凭证,不得以退货发票代替收据。

6. 职工公出借款凭据,必须附在记账凭证之后。收回借款时,应当另开收据或者退还借据副本,不得退还原借款收据。

7. 经上级有关部门批准的经济业务,应当将批准文件作为原始凭证附件。如果批准文件需要单独归档的,应当在凭证上注明批准机关名称、日期和文件字号。

8. 原始凭证不得涂改、挖补。发现原始凭证有错误的,应当由开出单位重开或者更正,更正处应当加盖开出单位的公章。

(二)原始凭证的种类

基层医疗卫生机构的原始凭证主要有:

1. 支出报销凭证。支出报销凭证是各单位核算支出的书面证明,如购买办公用品的发票、差旅费报销单、领用单、出库单、工资结算单等。

2. 收款凭证。单位收到各项收入,必须开给对方收款收据。收据的字迹要清楚,金额数字不得涂改,并加盖单位财会专用章和经办人印章,才有效。收款收据要连号使用,填写时一式三联。若因填写错误而作废时,要全份保存注销,并加盖"作废"戳记。各单位对各种收款收据,要指定专人负责收发登记和保存。

3. 往来结算凭证。往来结算凭证,包括暂存款、暂付款、应收款等往来款项凭证,是基层医疗卫生机构各项资金往来结算的书面证明。借款凭证不能作为支出报销的依据。借款凭证的格式如表2-2、表2-3、表2-4所示。

表2-2　　　　　　　　　　　**借款凭证**

年　　月　　日　　　　　　　编号：

借款单位：		借款人：		第一联付款凭证
借款金额（大写）				
借款事由		负责人	（签章）	

表2-3　　　　　　　　　　　**借款凭证**

年　　月　　日　　　　　　　编号：

借款单位：		借款人：			第二联结算凭证
借款金额（大写）					
借款事由		报销事项	核销金额：		
			交回金额：		
			补付金额：		
			出纳：	月　　日	

表2-4　　　　　　　　　　　**借款凭证**

年　　月　　日　　　　　　　编号：

借款单位：		借款人：			第三联结算回执
借款金额（大写）					
借款事由		报销事项	核销金额：		
			交回金额：		
			补付金额：		
			出纳：	月　　日	

　　说明:借款结清后,将第三联"结算回执"撕下交原借款人,证明借款已结清。印制空白借款凭证时,应在第一联的适当位置印上"本凭证如已无第三联即证明借款已全部结清"字样;借款结清后,由结算人当面填好第二、三联。出纳员审核无误结算后,当面在第一联盖上"借款已结清"戳记。

4. 银行结算凭证。开户银行转来的收、付款结算凭证包括向银行送存现金的凭证、现金支票、转账支票、信汇、付款委托书和汇票等。银行结算凭证由银行统一印制,各单位向银行购用。但存取款、提款单据一律不准作为支出报销的依据。

5. 预算拨款凭证。财政部门对所属预算单位拨付经费,应区别财政直接支付方式和财政授权支付方式,分别填写"财政直接支付入账通知书"和"财政授权支付额度到账通知书",并通知零余额账户代理银行。

6. 存货收发凭证。存货收发凭证是核算存货收、发的原始凭证:购进存货时填制"入库单"办理入库手续;库存存货发出时填制"出库单"办理出库手续。

7. 其他足以证明会计事项发生经过的凭证和文件等。

(三)原始凭证的审核

只有经过会计机构、会计人员审核无误后的原始凭证才能作为填制记账凭证的依据。原始凭证的审核主要包括以下几个方面:

1. 审核凭证来源渠道是否合法,是否属伪造、变造的虚假凭证;

2. 审核凭证种类和内容是否符合财务制度的规定,是否属禁止报销的事项;

3. 审核凭证的内容是否完整、是否填列清楚、是否计算正确,有无刮擦、挖补、涂改伪造等情况;

4. 审核凭证的相关手续和附件是否齐全,有无无预算、超预算、超合同的情况。

对于内容不完整、手续不完备、数字有差错的原始凭证,要及时通知有关部门和人员补办手续或更正。对有伪造、涂改、虚报冒领款项等现象的凭证应拒绝受理并及时报告领导。

(四)原始凭证缺失的处理

从外单位取得的原始凭证如有遗失,应当取得原开出单位盖有公章的证明,并注明原来凭证的号码、金额和内容等,由经办单位会计机构负责人、会计主管人员和单位领导人批准后,才能代作原始凭证;如果确实无法取得证明的,如火车、轮船、飞机票等凭证,由当事人写出详细情况,由经办单位会计机构负责人、会计主管人员和单位领导人批准后,代作原始凭证。

财会小贴士

有问题的自制原始凭证处理方法

1. 有问题的自制原始凭证怎样处理?

(1)不真实、不合法、不合理的,会计人员有权拒绝接受,不办理会计核算手续;问题严重的,应及时向单位负责人报告。

（2）属于填写不符合要求的,如手续不完整、项目有遗漏、数字计算不准确、文字说明不完整的,应当退回,要求其按照规定进行更正、补充。

2.自制原始凭证的差错谁来修改?

自制原始凭证如果出现差错也要退回出具部门或经手人,重开或者更正。如果是更正,要在更正处加盖更正者的印章,以明确责任;金额有错误的,应当由出具或者经手人重开,不得在原始凭证上更正。

资料来源:中华会计网校 http://www.chinaacc.com,2011-07-27.

二、记账凭证

记账凭证是会计人员根据合法的原始凭证或汇总原始凭证,按照经济业务的内容加以归类,并据以确定会计分录而填制的,直接作为登记账簿依据的凭证。

（一）记账凭证的种类与格式

基层医疗卫生机构一般采用通用的记账凭证,规模较大的基层医疗卫生机构可根据业务需要采用收款凭证、付款凭证和转账凭证。收款凭证用于记载与现金或银行存款收入有关的业务;付款凭证用于记载与现金或银行存款支出有关的业务;转账凭证用于记载与现金或银行存款收支无关的其他业务。对现金与银行存款之间的提存业务应编制付款凭证。各种格式的记账凭证分别如表2-5、表2-6、表2-7、表2-8所示。

表2-5

记账凭证

年　　月　　日　　　　总号　　　分号

对方单位	摘要	借方		√	贷方		√	金额
		总账科目	明细科目		总账科目	明细科目		

附件　张

会计主管:　　记账:　　出纳:　　稽核:　　制单:　　领(缴)款人:

表2-6

收 款 凭 证

出纳编号：

借方科目： 年 月 日 制单编号：

对方单位	摘要	贷方科目		√	金额
		总账科目	明细科目		

会计主管： 记账： 稽核： 出纳： 制单： 缴款人：

附件 张

表2-7

付 款 凭 证

出纳编号：

贷方科目： 年 月 日 制单编号：

对方单位（或领款人）	摘要	借方科目		√	金额
		总账科目	明细科目		

会计主管： 记账： 稽核： 出纳： 制单： 领款人：

附件 张

表2-8

转 账 凭 证

年 月 日 制单编号

对方单位	摘要	借方		√	贷方		√	金额
		总账科目	明细科目		总账科目	明细科目		

会计主管： 记账： 稽核： 制单：

附件 张

（二）记账凭证的基本要求

记账凭证的基本要求有：

1. 记账凭证的内容必须具备填制凭证的日期，凭证编号，经济业务摘要，会计科目，金额，所附原始凭证张数，填制凭证人员、稽核人员、记账人员、会计机构负责人、会计主管人员签字或者盖章。收款和付款记账凭证还应当由出纳人员签字或者盖章。

以自制的原始凭证或者原始凭证汇总表代替记账凭证的，也必须具备记账凭证应有的项目。

2. 填制记账凭证时，应当对记账凭证进行连续编号。一笔经济业务需要填制两张以上记账凭证的，可以采用分数编号法编号。

3. 记账凭证可以根据每一张原始凭证填制，或者根据若干张同类原始凭证汇总填制，也可以根据原始凭证汇总表填制。但不得将不同内容和类别的原始凭证汇总填制在一张记账凭证上。

4. 除结账和更正错误的记账凭证可以不附原始凭证外，其他记账凭证必须附有原始凭证。如果一张原始凭证涉及几张记账凭证，可以把原始凭证附在一张主要的记账凭证后面，并在其他记账凭证上注明附有该原始凭证的记账凭证的编号或者附上原始凭证复印件。

一张原始凭证所列支出需要几个单位共同负担的，应当将其他单位负担的部分，开给对方原始凭证分割单，进行结算。原始凭证分割单必须具备原始凭证的基本内容：凭证名称、填制凭证日期、填制凭证单位名称或者填制人姓名、经办人的签字或者盖章、接受凭证单位名称、经济业务内容、数量、单价、金额和费用分摊情况等。

5. 如果在填制记账凭证时发生错误，应当重新填制。

已经登记入账的记账凭证，在当年内发现填写错误时，可以用红字填写一张与原内容相同的记账凭证，在摘要栏注明"注销某月某日某号凭证"字样，同时再用蓝字重新填制一张正确的记账凭证，注明"订正某月某日某号凭证"字样。如果科目没有错误，只是金额错误，也可以将正确数字与错误数字之间的差额，另编一张调整的记账凭证，调增金额用蓝字，调减金额用红字。发现以前年度记账凭证有错误的，应当填制一张更正的记账凭证。

6. 记账凭证填制完经济业务事项后，如有空行，应当自金额栏最后一笔金额数字下的空行处至合计数上的空行处划线注销。

（三）记账凭证的审核

所有填制好的记账凭证，在记账之前都必须经过其他会计人员审核。在审核记账凭证的过程中,如发现记账凭证填制有误,应按照规定的方法及时加以更正。只有经过审核无误后记账凭证才能作为登记账簿的依据。记账凭证的审核主要包括以下内容:

1.记账凭证是否附有原始凭证,记账凭证的经济内容是否与所附原始凭证的内容相同。

2.应借应贷的会计科目(包括二级或明细科目)对应关系是否清晰,金额是否正确。

3.记账凭证中项目是否填制完整,摘要是否清楚,有关人员的签章是否齐全。

实行会计电算化的单位,对于机制记账凭证,要认真审核,做到会计科目使用正确,数字准确无误。打印出的机制记账凭证要加盖制单人员、审核人员、记账人员及会计机构负责人、会计主管人员印章或者签字。

财会小贴士

怎样计算和填写所附原始凭证的张数?

记账凭证一般应附有原始凭证,并注明其张数。凡属收付款业务的记账凭证都必须有附件;职工出差借款的借据必须附在记账凭证后,收回借款时应另开收据或退还经出纳(收款人)签字的借款结算联;转账业务中,属于摊提性质的经济业务应有附件。附件的张数应用阿拉伯数字填写。

记账凭证张数计算的原则是:没有经过汇总的原始凭证,按自然张数计算,有一张算一张;经过汇总的原始凭证,每一张汇总单或汇总表算一张。例如某职工填报的差旅费报销单上附有车票、船票、住宿发票等原始凭证35张,35张原始凭证在差旅费报销单上的"所附原始凭证张数"栏内已做了登记,在计算记账凭证所附原始凭证张数时,这一张差旅费报销单连同其所附的35张原始凭证一起只能算一张。财会部门编制的原始凭证汇总表所附的原始凭证,一般也作为附件的附件处理,原始凭证汇总表连同其所附的原始凭证算在一起作为一张附件填写。但是,属收付款业务的,其附件张数的计算要作为特殊情况处理,应把汇总表及所附的原始凭证或说明性质的材料均算在其张数内,有一张算一张。

资料来源:友商网 http://www.youshang.com,2010-12-02.

财会小贴士

怎样处理记账凭证的附件?

在实际工作中记账凭证所附的原始凭证种类繁多,为了便于日后的装订和保管,在填制记账凭证的时候应对附件进行必要的外形加工。

过宽过长的附件,应进行纵向和横向的折叠。折叠后的附件外形尺寸,不应长于或宽于记账凭证,同时还要便于翻阅;附件本身不必保留的部分可以裁掉,但不得因此影响原始凭证内容的完整;过窄过短的附件,不能直接装订时,应进行必要的加工后再粘贴于特制的原始凭证粘贴单上,然后再装订粘贴单。原始凭证粘贴单的外形尺寸应与记账凭证相同,纸上可先印一个合适的方框,各种不能直接装订的原始凭证,如汽车票、地铁车票、市内公共汽车票、火车票、出租车票等,都应按类别整齐地粘贴于粘贴单的方框之内,不得超出。粘贴时应横向进行,从右至左,并应粘在原始凭证的左边,逐张左移,后一张右边压住前一张的左边,每张附件只粘左边的0.6~1厘米长,粘牢即可。粘好以后要捏住记账凭证的左上角向下抖几下,看是否有未粘住或未粘牢的。最后还要在粘贴单的空白处分别写出每一类原始凭证的张数、单价与总金额。

如某人报销差旅费,报销单后面的粘贴单附有0.5元的市内公共汽车票20张,1元的公共汽车票12张,285元的火车票1张,869元的飞机票1张,就应分别在汽车票一类下面空白处注明"0.5×20＝10元,1×12＝12元",在火车票一类下面空白处注明"285×1＝285元",在飞机票一类下面空白处注明"869×1＝869元"。这样,将来即使原始凭证不慎失落,也很容易查明丢的是哪一种票面的原始凭证,而且也为计算附件张数提供了方便。

资料来源:友商网 http://www.youshang.com,2010－12－02.

三、填制会计凭证的一般要求

填制会计凭证,字迹必须清晰、工整,并符合下列要求:

(一)阿拉伯金额数字应当一个一个地写,不得连笔写。阿拉伯金额数字前面应当书写货币币种符号或者货币名称简写和币种符号。币种符号与阿拉伯金额数字之间不得留有空白。凡阿拉伯金额数字前写有币种符号的,数字后面不再写货币单位。

(二)所有以元为单位(其他货币种类为基本单位,下同)的阿拉伯金额数字,除表示单价等情况外,一律填写到角分;无角分的,角位和分位可写"00",或者符号

"—";有角无分的,分位应当写"0",不得用符号"—"代替。

（三）汉字大写金额数字如零、壹、贰、叁、肆、伍、陆、柒、捌、玖、拾、佰、仟、万、亿等,一律用正楷或者行书体书写,不得用〇、一、二、三、四、五、六、七、八、九、十等简化字代替,不得任意自造简化字。大写金额数字到元或者角为止的,在"元"或者"角"字之后应当写"整"字或者"正"字;大写金额数字有分的,分字后面不写"整"字或者"正"字。

（四）大写金额数字前未印有货币名称的,应当加填货币名称,货币与金额数字之间不得留有空白。

（五）阿拉伯金额数字中间有"0"时,汉字大写金额要写"零"字;阿拉伯金额数字中间连续有几个"0"时,汉字大写金额中可以只写一个"零"字;阿拉伯金额数字元位是"0",或者数字中间连续有几个"0"、元位也是"0"但角位不是"0"时,汉字大写金额可以只写一个"零"字,也可以不写"零"字。

四、会计凭证的传递与保管

（一）会计凭证的传递

基层医疗卫生机构会计凭证的传递程序应当科学、合理。基层医疗卫生机构应当根据其会计业务需要及会计人员岗位设置的情况自行确定会计凭证的传递具体程序和办法。一般情况下,会计凭证应按下列程序传递:

1.将审核无误的原始凭证或原始凭证汇总表经领导审批后由制单会计岗位人员编制记账凭证。

2.制单会计岗位人员将编制好的记账凭证连同原始凭证或原始凭证汇总表传递给稽核会计岗位人员,稽核会计岗位人员主要检查记账凭证的正确性。

3.稽核会计岗位人员将涉及收付业务的会计凭证稽核后传递给出纳岗位人员,出纳岗位人员复核后据以办理收付业务,并据以登记日记账;当天业务结束后根据当天收付业务的会计凭证编制"库存现金日报表",连同会计凭证传递给记账会计岗位人员。

稽核会计岗位人员将不涉及收付业务的会计凭证稽核后传递给记账会计岗位人员。

4.记账会计岗位人员整理、汇总当月会计凭证,经会计主管岗位人员审核后据以登记有关账簿,然后按月装订归档。

一般情况下,会计凭证的传递涉及制单、稽核、出纳、记账、会计主管等会计岗位。规模较小、业务量少的基层医疗卫生机构制单、记账、会计主管岗位可以合并为一个岗位,但按照不相容职务相分离的原则,制单、记账、会计主管岗位必须与稽核、出纳岗位分离,稽核与出纳岗位也必须分离。

（二）会计凭证的保管

会计机构、会计人员要妥善保管会计凭证。

1.会计凭证应当及时传递,不得积压。

2.凭证登记完毕后,应当按照分类和编号顺序保管,不得散乱丢失。

3.记账凭证应当连同所附的原始凭证或者原始凭证汇总表,按照编号顺序,折叠整齐,按期装订成册,并加具封面(记账凭证封面式样如表2-9所示),注明单位名称、年度、月份等,由装订人在装订线封口签字或者盖章。

表2-9　　　　　　　　　　　记账凭证封面

单位名称：		
时间	年　　　　　　月	
册数	本月共　　　册	本册是第　　　册
张数	本册自第　　　号至第　　　号	
会计主管：	装订人：	

对于数量过多的原始凭证可以单独装订保管,在封面上注明记账凭证日期、编号、种类,同时在记账凭证上注明"附件另订"字样和原始凭证名称及编号。

各种经济合同、存出保证金收据以及涉外文件等重要原始凭证,应当另编目录,单独登记保管,并在有关的记账凭证和原始凭证上相互注明日期和编号。

4.原始凭证不得外借,其他单位如因特殊原因需要使用原始凭证时,经本单位会计机构负责人、会计主管人员批准,可以复制。向外单位提供的原始凭证复制件,应当在专设的登记簿上登记,并由提供人员和收取人员共同签字或者盖章。

第四节　　会计账簿

📖 学习目标

◇熟悉会计账簿的种类、格式与形式;

◇熟悉各种账簿登记的基本依据;

◇掌握会计账簿登记的基本要求;

◇掌握账务处理的一般程序。

会计账簿,是根据会计科目设置的。它是会计核算过程中以会计凭证为依据,运用账户全面、系统、连续地记录和反映基层医疗卫生机构业务活动及结果的簿籍。设置和登记会计账簿,是正确组织会计核算的一个重要环节。

一、会计账簿的种类及设置

基层医疗卫生机构的会计账簿包括总分类账、明细分类账、日记账和辅助账。各种账簿设置和登记的基本方法如下:

(一)总分类账(总账),按照总账科目设置,其格式采用"借"、"贷"、"余"三栏式账簿。手工记账方式下,总账必须采用订本式账簿。总账根据科目汇总表或直接根据记账凭证登记。总账账页格式如表2-10所示。

表2-10

本账页数	
本户页数	

总　账

会计科目或户名:

年		凭单号	摘要	借方金额	贷方金额	借或贷	余额
月	日						

(二)明细分类账(明细账),按照明细科目设置,其格式根据反映内容的不同有以下三种:

1.三栏式明细账,适用于只反映金额不需要反映数量的账户,如往来业务明细账。三栏式明细账账页格式如表2-11所示。

表 2 – 11   明 细 账

明细科目或户名：   第   页

年		凭单号	摘要	借方金额	贷方金额	借或贷	余额
月	日						

2. 多栏式明细账,适用于应分层次反映明细项目的账户,如收入明细账和支出明细账。按照一级明细科目设置账户,按照二级明细科目设置分析栏,以详细登记收支的具体项目。多栏式明细账账页格式如表 2 – 12 所示。

表 2 – 12   明 细 账

明细科目或户名：   第   页

年		凭单号	摘要	借方金额	贷方金额	余额	借(或贷)方金额分析栏		
月	日								

3. 数量金额明细账,适用于既要反映金额又要反映数量的账户,如各种库存物资、固定资产等财产物资明细账。数量金额明细账账页格式如表 2 – 13 所示。

表 2 - 13 存货明细账

类别: 品名: 计量单位: 规格型号:

年		凭单号	摘要	单价	入库		出库		结存	
月	日				数量	金额	数量	金额	数量	金额

　　手工记账方式下,各种明细账一般采用合页式或卡片式账簿。明细账根据记账凭证结合其所附的原始凭证逐笔登记。

　　(三)日记账(序时账),是按照收付业务或事项发生的时间顺序逐日逐笔登记,反映货币资金收付结存情况的账簿,如现金日记账、银行存款日记账,其格式采用"借"、"贷"、"余"三栏式账簿。手工记账方式下,日记账必须采用订本式账簿。现金日记账账页格式如表 2 - 14 所示。

表 2 - 14 现金日记账

年		凭单号	摘要	对方会计科目名称	借方金额	贷方金额	借或贷	余额
月	日							

　　(四)辅助账(也称备查簿),是补充总分类账和明细分类账所不能详细反映的资料,以备查考的账簿。基层医疗卫生机构根据业务或事项核算的需要一般应设置以下备查簿:

　　1.坏账核销备查簿,详细登记已核销应收医疗款坏账和其他应收款的债务人姓名、形成时间、金额、原因等相关信息。

2.固定资产登记簿,登记经营租入或借入的固定资产。

3.财政基本支出备查簿和财政项目支出备查簿。"财政基本支出备查簿",详细登记使用"人员经费补助收入"和"公用经费补助收入"等支付基本支出情况,包括安排基本支出的日期、事由、金额等资料,并在期末分析计算本期基本支出补助结转;"财政项目支出备查簿",按照具体项目详细登记使用"公共卫生服务补助收入"、"基本建设补助收入"和"设备购置补助收入"等支付项目支出情况,包括安排项目支出的日期、事由、金额等资料,并在期末分析计算本期项目支出补助结转(余)。

在会计电算化方式下,辅助账可以在系统中以辅助核算形式设置。

二、会计账簿的启用和交接

启用会计账簿时,应当在账簿封面上写明单位名称和账簿名称。在账簿扉页上应当附启用表,内容包括启用日期,账簿页数,记账(经管)人员和会计机构负责人、会计主管人员姓名,并加盖私章和单位公章。记账人员或者会计机构负责人、会计主管人员调动工作时,应当注明交接日期、接办人员或者监交人员姓名,并由交接双方人员签字或者盖章。

启用订本式账簿,应当编定页码,从第一页到最后一页按顺序编号,不得跳页、缺号。使用活页式账页,应当按账户顺序编号,并须定期装订成册;装订后再按实际使用顺序编定页码;另加目录,记明每个账户的名称和页次。

账簿启用填写的"经管人员一览表"和"账户目录"如表2-15和表2-16所示。

表2-15　　　　　　　　　　　　经管人员一览表

财政机关名称			
账簿名称			
账簿页数	从第　　　　页起至第　　　　页止共　　　　页		
启用日期	年　　　　月　　　　日		
会计机构负责人		会计主管人员	
经管人员	经管日期	移交日期	
接办人员	接管日期	监交人员	

表 2 - 16 账户目录

会计科目编号和名称	页码	会计科目编号和名称	页码

财会小贴士

建账的基本步骤

新建单位和原有单位在年度开始时,会计人员均应根据核算工作的需要设置应用账簿,即平常所说的"建账"。

建账的基本步骤是:

第一步:按照需用的各种账簿的格式要求,预备各种账页,并将活页的账页用账夹装订成册。

第二步:在账簿的"启用表"上,写明单位名称、账簿名称、册数、编号、起止页数、启用日期以及记账人员和会计主管人员姓名,并加盖名章和单位公章。记账人员或会计主管人员在本年度调动工作时,应注明交接日期、接办人员和监交人员姓名,并由交接双方签字或盖章,以明确经济责任。

第三步:按照会计科目表的顺序、名称,在总账账页上建立总账账户,并根据总账账户明细核算的要求,建立二、三级等明细账户。原单位在年度开始建立各级账户的同时,应将上年账户余额结转过来。

第四步:启用订本式账簿,应从第一页起到最后一页止按顺序编列号码,不得跳页、缺号;使用活页式账簿,应按账户顺序编列本户页次号码。各账户编列号码后,应填写"账户目录",将账户名称、页次登入目录内,并粘贴索引纸(账户标签),写明账户名称,以利检索。

资料来源:中华会计网校 http://www.chinaacc.com,2012 - 04 - 01.

财会小贴士

会计工作交接应做好的工作

会计人员办理移交手续前,必须及时做好以下工作:

(一)已经受理的经济业务尚未填制会计凭证的,应当填制完毕。

(二)尚未登记的账目,应当登记完毕,并在最后一笔余额后加盖经办人员印章。

(三)整理应该移交的各项资料,对未了事项写出书面材料。

(四)编制移交清册,列明应当移交的会计凭证、会计账簿、会计报表、印章、现金、有价证券、支票簿、发票、文件、其他会计资料和物品等内容;实行会计电算化的单位,从事该项工作的移交人员还应当在移交清册中列明会计软件及密码、会计软件数据磁盘(磁带等)及有关资料、实物等内容。

资料来源:《会计基础工作规范》第二十七条。

三、会计账簿登记的基本要求

会计人员应当根据审核无误的会计凭证登记会计账簿。登记账簿的基本要求是:

(一)登记会计账簿时,应当将会计凭证日期、编号、业务内容摘要、金额和其他有关资料逐项记入账内,做到数字准确、摘要清楚、登记及时、字迹工整。

(二)登记完毕后,要在记账凭证上签字或者盖章,并注明已经登账的符号,一般用"√"表示已经记账。

(三)账簿中书写的文字和数字上面要留有适当空格,不要写满格,一般应占格距的二分之一。

(四)登记账簿要用蓝黑墨水或者碳素墨水书写,不得使用圆珠笔(银行的复写账簿除外)或者铅笔书写。

(五)下列情况下,可以用红色墨水记账:

1. 按照红字冲账的记账凭证冲销错误记录;

2. 在多栏式账页分析栏中,登记减少数;

3. 在三栏式账户的余额栏前,如未印明余额方向的,在余额栏内登记负数余额;

4. 根据国家统一会计制度的规定可以用红字登记的其他会计记录。

(六)各种账簿按页次顺序连续登记。如果发生跳行、隔页,应当将空行、空页划红线注销,或者注明"此行空白"、"此页空白"字样,并由记账人员签字或者盖章。

（七）凡需要结出余额的账户，结出余额后，应当在"借或贷"等栏内写明"借"或者"贷"字样。没有余额的账户，应当在"借或贷"等栏内写"平"字，并在余额栏内用"0"表示。

现金日记账和银行存款日记账必须逐日结出余额。

（八）每一账页登记完毕结转下页时，应当结出本页合计数及余额，写在本页最后一行和下页第一行有关栏内，并在摘要栏内注明"过次页"和"承前页"字样；也可以将本页合计数及金额只写在下页第一行有关栏内，并在摘要栏内注明"承前页"字样。

对需要结计本月发生额的账户，结计"过次页"的本页合计数应当为自本月初起至本页末止的发生额合计数；对需要结计本年累计发生额的账户，结计"过次页"的本页合计数应当为自年初起至本页末止的累计数；对既不需要结计本月发生额也不需要结计本年累计发生额的账户，可以只将每页末的余额结转次页。

实行会计电算化的单位，总账和明细账应当定期打印。发生收款和付款业务的，在输入收款凭证和付款凭证的当天必须打印出现金日记账和银行存款日记账，并与库存现金核对无误。

四、会计账簿错误的更正方法

会计账簿记录发生错误，不准涂改、挖补、刮擦或者用药水消除字迹，不准重新抄写，必须按照下列方法进行更正：

（一）登记账簿时发生错误，应当将错误的文字或者数字划红线注销，但必须使原有字迹仍可辨认，然后在划线上方用蓝字填写正确的文字或者数字，并由记账人员在更正处盖章。对于错误的数字，应当全部划红线更正，不得只更正其中的错误数字。对于文字错误，可只划去错误的部分。

（二）由于记账凭证错误而使账簿记录发生错误，应当按更正的记账凭证登记账簿。

五、会计账簿的对账与结账

（一）会计对账

基层医疗卫生机构应当定期对会计账簿记录的有关数字与库存实物、货币资金、有价证券、往来单位或者个人等进行相互核对，保证账证相符、账账相符、账实相符。对账工作每年至少进行一次。

1. 账证核对。核对会计账簿记录与原始凭证、记账凭证的时间、凭证字号、内容、金额是否一致,记账方向是否相符。

2.账账核对。核对不同会计账簿之间的账簿记录是否相符,包括:总账有关账户的余额核对;总账与明细账核对;总账与日记账核对;会计部门的财产物资明细账与财产物资保管和使用部门的有关明细账核对等。

3.账实核对。核对会计账簿记录与财产等实有数额是否相符,包括:现金日记账账面余额与现金实际库存数相核对;银行存款日记账账面余额定期与银行对账单相核对;各种财产物资明细账账面余额与财产物资实存数额相核对;各种应收、应付款明细账账面余额与有关债务、债权单位或者个人相核对等。

(二)会计结账

基层医疗卫生机构应当按照规定定期结账:

1.结账前,必须将本期内所发生的各项经济业务全部登记入账。

2.结账时,应当结出每个账户的期末余额。需要结出当月发生额的,应当在摘要栏内注明"本月合计"字样,并在下面通栏划单红线。需要结出本年累计发生额的,应当在摘要栏内注明"本年累计"字样,并在下面通栏划单红线;12月末的"本年累计"就是全年累计发生额。全年累计发生额下面应当通栏划双红线。年度终了结账时,所有账户都应当结出全年发生额和年末余额。

3.年度终了,要把各账户的余额结转到下一会计年度,并在摘要栏内注明"结转下年"字样;在下一会计年度新建的有关会计账簿的第一行余额栏内填写上年结转的余额,并在摘要栏内注明"上年结转"字样。

财会小贴士

电算化结账的注意事项

每月月底都需要进行结账处理,电算化结账不仅要结转各账户的本期发生额和期末余额,还要进行一系列电算化处理,检查会计凭证是否全部登记入账并审核签章、试算平衡、辅助账处理等。与手工结账相比,电算化结账工作更加规范,结账全部由计算机自动完成。电算化结账工作需注意以下事项:

(1)专人负责。由于某月结完账后将不能再输入和修改该月的凭证,所以使用会计软件时,结账工作应由专人负责管理,以防止其他人员的误操作。

(2)结账前应检查该月的所有凭证是否均已记账,结账日期是否正确,其他相关模块的数据是否传递完毕,以及其他结账条件是否完备。若结账条件不能满足,则应退出结账模块,检查当月输入的会计凭证是否全部登记入账。只有在本期输入的会计凭证全部登记入账后才允许结账。

（3）结账必须逐月进行，上月未结账不允许结本月的账。若结账成功，则应做月结标志，之后不能再输入该月的凭证和记该月的账；若结账不成功，则恢复到结账前的状态，同时给出提示信息，要求用户做相应的调整。

（4）年底结账时，系统自动产生下年度的空白数据文件（即数据结构文件，包括凭证临时文件、凭证库文件、科目余额发生额文件），并结转年度余额，同时自动对"固定资产"等会计文件做跨年度连续使用的处理。

（5）跨年度时因年终会计工作的需要，会计软件允许在上年度未结账的情况下输入本年度1月份的凭证。企业可以根据具体情况，将结账环境设置为"在上年未结账的情况下不允许输入本月的凭证"。

（6）结账前应做一次数据备份，如果结账不正确可以恢复重做。

资料来源：中华会计网校 http://www.chinaacc.com，2013 - 04 - 11.

六、账务处理程序

账务处理程序，亦称会计核算形式，就是一定的账簿组织、记账程序和记账方法相互结合的方式。业务比较多的基层医疗卫生机构，一般可采用科目汇总表或汇总记账凭证记账程序，即定期（如5天、10天等）把所有记账凭证汇总编制科目汇总表或汇总记账凭证，据以登记总分类账。科目汇总表或汇总记账凭证记账程序如下：

1. 根据原始凭证或原始凭证汇总表填制记账凭证；
2. 根据收付业务的记账凭证结合原始凭证登记日记账；
3. 根据记账凭证及其所附的原始凭证或原始凭证汇总表登记明细账；
4. 根据记账凭证定期编制科目汇总表或汇总记账凭证；
5. 根据科目汇总表或汇总记账凭证登记总分类账；
6. 根据核对相符的总账、明细账和其他有关资料编制会计报表。

业务不多的小型基层医疗卫生机构，可采用记账凭证核算程序，即直接根据记账凭证登记总分类账，不编制科目汇总表或汇总记账凭证。

基层医疗卫生机构的账务处理程序用图 2 - 5 表示如下。

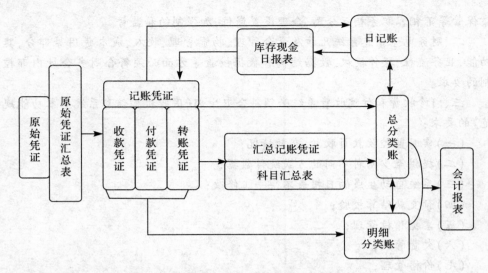

图 2-5 基层医疗卫生机构的账务处理程序图

注:"单箭头"表示据以填报或登记;"双箭头"表示相互核对。

财会小贴士

会计档案的内容

会计档案是指会计凭证、会计账簿和财务报告等会计核算专业材料,是记录和反映单位经济业务的重要史料和证据。具体包括:

(一)会计凭证类:原始凭证,记账凭证,汇总凭证,其他会计凭证。

(二)会计账簿类:总账,明细账,日记账,固定资产卡片,辅助账簿,其他会计账簿。

(三)财务报告类:月度、季度、年度财务报告,包括会计报表、附表、附注及文字说明,其他财务报告。

(四)其他类:银行存款余额调节表,银行对账单,其他应当保存的会计核算专业资料,会计档案移交清册,会计档案保管清册,会计档案销毁清册。

资料来源:《会计档案管理办法》第五条。

【知识拓展2-1】

财务电子信息化控制的要求

一、建立健全财务电子信息化管理制度和岗位责任制。应用专门的授权模块,明确相关部门和岗位的职责、权限,确保软件开发与系统操作、系统操作与维护、档案保管等不相容职务相互分离,合理设置岗位,加强制约和监督。

二、财务电子信息系统凡涉及资金管理、物资管理、收入、成本费用等部分,其功能、业务流程、操作授权、数据结构和数据校验等方面必须符合财务会计内部控制的要求。

三、门诊收费和住院收费系统必须符合卫生部《医疗机构信息系统基本功能规范》的要求:

(一)实时监控收款员收款、交款情况;

(二)提供至少两种不同的方式统计数据;

(三)系统自动生成的日报表不得手工修改;

(四)预交款结算校验;

(五)票据稽核管理;

(六)欠费管理;

(七)价格管理;

(八)退款管理。

四、加强财务电子信息系统的应用控制。建立用户操作管理、上机守则、操作规程及上机记录制度。加强对操作员的控制,实行操作授权,严禁未经授权操作数据库。监控数据处理过程中各项操作的次序控制,数据防错、纠错有效性控制,修改权限和修改痕迹控制,确保数据输入、处理、输出的真实性、完整性、准确性和安全性。

五、加强数据、程序及网络安全控制。设置和使用等级口令密码控制,健全加密操作日志管理,操作员口令和操作日志加密存储,加强数据存储、备份与处理等环节的有效控制,做到任何情况下数据不丢失、不损坏、不泄漏、不被非法侵入;加强接触控制,定期监测病毒,保证程序不被修改、损坏,不被病毒感染;采用数据保密、访问控制、认证及网络接入口保密等方法,确保信息在内部网络和外部网络传输的安全。

六、建立财务电子信息档案管理制度,加强文件储存与保管控制。数据要及时双备份,专人保管,并存放在安全可靠的不同地点。

资料来源:卫生部《医疗机构财务会计内部控制规定(试行)》(卫规财发〔2006〕227 号)。

第三章　流动资产

资产是指基层医疗卫生机构占有或者使用的能以货币计量的经济资源。包括流动资产、固定资产、无形资产等。资产核算设置的会计科目及其核算内容如表3－1所示。

表3－1　　　　　　　　　　　　　资产类会计科目及其核算内容

科目名称	核算内容
库存现金	核算基层医疗卫生机构的库存现金。
银行存款	核算基层医疗卫生机构存入银行等金融机构的各种存款。
零余额账户用款额度	核算实行国库集中支付的基层医疗卫生机构根据财政部门批复的用款计划收到的、尚未动用的零余额账户用款额度。
其他货币资金	核算基层医疗卫生机构的银行本票存款、银行汇票存款、信用卡存款等各种其他货币资金。
财政应返还额度	核算实行国库集中支付的基层医疗卫生机构年终应收财政下年度返还的资金额度。
应收医疗款	核算基层医疗卫生机构因提供基本医疗和公共卫生服务而应向门诊病人、住院病人收取的和与医疗保险机构结算的应收未收医疗款项。
其他应收款	核算基层医疗卫生机构除财政应返还额度、应收医疗款以外的其他各项应收、暂付款项，包括职工预借的差旅费、拨付的备用金、应向职工收取的各种垫付款项等。
库存物资	核算基层医疗卫生机构为了开展基本医疗和公共卫生服务活动及其他活动储存的药品、卫生材料、低值易耗品和其他材料的实际成本。
待摊支出	核算基层医疗卫生机构为组织、管理基本医疗和公共卫生服务活动等日常发生且需要分摊至医疗支出和公共卫生支出的各项间接支出。
固定资产	核算基层医疗卫生机构固定资产的原价。

续表

科目名称	核算内容
在建工程	核算基层医疗卫生机构的固定资产购建、改建、扩建、大型修缮及设备安装等工程发生的实际支出。
无形资产	核算基层医疗卫生机构为开展公共卫生服务和基本医疗服务及其管理活动而持有的、不具有实物形态的资产,包括基层医疗卫生机构单独计价入账的应用软件及土地使用权等。

第一节　货币资金

📖 学习目标

◇了解库存现金的管理原则、银行账户开立与管理的要求;

◇熟悉零余额账户的基本原理;

◇学会库存现金、银行存款和零余额账户用款额度的核算。

一、货币资金的管理与控制

基层医疗卫生机构的货币资金按其存放的地点和用途不同,分为库存现金、银行存款、零余额账户用款额度和其他货币资金。货币资金是基层医疗卫生机构流动资产的重要组成部分,基层医疗卫生机构应当加强货币资金的管理与控制。

（一）建立健全货币资金管理制度和岗位责任制

基层医疗卫生机构应当明确货币资金管理岗位的职责、权限,确保货币资金管理不相容职务相互分离,合理设置岗位,加强制约和监督。

出纳不得兼任稽核,票据管理,会计档案保管和收入、支出、债权债务账目的登记工作。不得由一人办理货币资金业务的全过程。

基层医疗卫生机构办理货币资金业务的人员,要有计划地进行岗位轮换。门诊和住院收费人员要具备会计基础知识和熟练操作计算机的能力。

（二）建立严格的货币资金业务授权批准制度

基层医疗卫生机构应当明确被授权人的审批权限、审批程序、责任和相关控制措施,审批人员按照规定在授权范围内进行审批,不得超越权限。

（三）严格按规定程序办理货币资金的收付业务或事项

基层医疗卫生机构应当按照规定的程序办理货币资金收入业务。货币资金收入必须开具收款票据，保证货币资金及时、完整入账。货币资金支付必须按规定程序办理。

基层医疗卫生机构货币资金支付的程序如下：

1. 支付申请。用款时应当提交支付申请，注明款项的用途、金额、预算、支付方式等内容，并附有有效经济合同或相关证明及计算依据。

2. 支付审批。审批人根据其职责、权限和相应程序对支付申请进行审批。对不符合规定的货币资金支付申请，审批人应当拒绝批准。

3. 支付审核。财务审核人员负责对经批准的货币资金支付申请进行审核，审核批准范围、权限、程序是否合规，手续及相关单证是否齐备，金额计算是否准确，支付方式、收款单位是否妥当等，经审核无误后签章。

4. 支付结算。出纳人员根据签章齐全的支付申请，按规定办理货币资金支付手续，并及时登记现金日记账和银行存款日记账。签发的支票应进行备查登记。

（四）自觉遵守银行结算纪律，确保货币资金安全

1. 按规定范围办理现金收支业务。基层医疗卫生机构应按照《现金管理暂行条例》的规定办理现金的收支业务。不属于现金开支范围的业务应当通过银行办理转账结算。实行现金库存限额管理，超过限额的部分，必须当日送存银行并及时入账，不得坐支。

2. 按照规定加强银行账户的管理。基层医疗卫生机构应严格按照《支付结算办法》等有关规定开立账户，办理存款、取款和结算；定期检查、清理银行账户的开立及使用情况；加强对银行结算凭证的填制、传递及保管等环节的管理与控制。严禁出借银行账户。

3. 加强银行存款对账控制。基层医疗卫生机构的银行账户应由出纳和编制收付款凭证以外的财会人员每月核对一次，并编制银行存款余额调节表，对调节不符、长期未达的账项应及时向有关负责人报告。

4. 加强银行预留印鉴的管理。基层医疗卫生机构的财务专用章必须由专人保管；个人印章要由本人或其授权人员保管；因特殊原因需他人暂时保管的必须有登记记录。

严禁一人保管支付款项所需的全部印章。

（五）加强对与货币资金相关的票据的管理

基层医疗卫生机构应当明确各种票据的购买、保管、领用、背书转让、注销等环节的职责权限和程序，并专设登记簿进行记录，防止空白票据的遗失和被盗用。

（六）加强对现金业务的管理与控制

基层医疗卫生机构的出纳人员每日要登记日记账、核对库存现金、编制货币资金日报表，做到日清月结。

（七）建立货币资金盘点核查制度

基层医疗卫生机构应随机抽查银行对账单、银行存款日记账及银行存款余额调节表，核对是否相符。不定期抽查库存现金、门诊和住院备用金，保证货币资金账账、账款相符。

二、库存现金

（一）库存现金的管理原则

库存现金是指存放在财会部门并由出纳人员保管的纸币和铸币。基层医疗卫生机构库存现金管理应坚持以下原则：

1. 设置专人经管库存现金的出纳工作。基层医疗卫生机构的库存现金收付业务，应由专职或兼职的出纳人员办理，出纳、会计分开，钱账分管，责任分明。

2. 严格遵守库存现金限额规定。为了便于基层医疗卫生机构支付日常零星开支，开户银行要对基层医疗卫生机构核定一个库存现金限额。核定时一般以基层医疗卫生机构3～5天的日常零星开支所需的现金量为依据。边远地区和交通不便地区的基层医疗卫生机构库存现金限额，可以多于5天，但不得超过15天的日常零星开支。超过库存现金限额的现金应于当日业务终了前送存开户银行。如果需要增加或者减少库存现金限额，应当向开户银行提出申请，由开户银行核定。

3. 严格遵守库存现金使用范围。库存现金的使用范围包括：（1）职工工资、津贴、补贴；（2）个人劳务报酬；（3）根据国家规定颁发给个人的科学技术、文化艺术、体育等各种奖金；（4）各种劳保、福利费用以及国家规定的对个人的其他支出；（5）向个人收购农副产品和其他物资的价款；（6）出差人员必须随身携带的差旅费；（7）结算起点以下的零星支出；（8）中国人民银行确定需要支付库存现金的其他支出。

凡不属于上述库存现金结算范围的款项支付，一律通过银行办理转账结算。

4. 严格库存现金收付手续。出纳人员在工作中要坚持原则，一丝不苟，严格以经过审核无误的合法凭证为依据，办理库存现金收付款业务。支付库存现金后，应在原始凭证上加盖"现金付讫"戳记，以防重复报销。不能以借据抵顶库存现金。凡属库存现金收入业务，应给对方开出正式合法的收据，严密手续，防止漏洞。

5. 不坐支现金。基层医疗卫生机构支付库存现金，应从基层医疗卫生机构库存现金限额内支付或者从开户银行提取，不得从本单位的库存现金收入中直接支付。因特殊情况需坐支的,应当事先报经开户银行审查批准,由开户银行核定坐支范围和限额。若经批准坐支现金,应当定期向开户银行报送坐支的金额和使用情况。

6. 做到日清月结,保证账款相符。库存现金收付要及时入账,每日清点库款;会计主管人员应定期或不定期地对库存实际结存现金数,以及挂号室、收款处、住院结算处的备用金进行核对与检查,做到日清月结,账款相符。任何有现金收支的部门都不得以借据或白条抵顶现金。

(二)现金日记账的登记和库存现金日报表的编制

基层医疗卫生机构设置"现金日记账",由出纳人员根据收付业务的会计凭证逐笔登记。

每日终了,出纳人员应当根据当日收付业务的会计凭证汇总计算当日的现金收入合计数、现金支出合计数和结余数,并将当日结余数与实际库存数核对无误后编制"库存现金日报表",连同会计凭证一并转交记账岗位人员。

现金收入业务较多,设有收款部门的基层医疗卫生机构,收款部门的收款岗位人员应将每天所收取的现金连同收款收据副联编制"现金收入日报表",送财务部门出纳岗位人员核收;或者将所收现金直接送存开户银行后,将收款收据副联、"现金收入日报表"和向银行送存现金的凭证一并转交记账岗位人员。

(三)库存现金的核算

基层医疗卫生机构为了核算库存现金的收付和结存情况,应设置"库存现金"(资产类)科目,借方登记库存现金的增加数,贷方登记库存现金的减少数,期末借方余额反映基层医疗卫生机构实际持有的库存现金。

【例 3 - 1】某卫生院没有纳入国库集中支付制度,也没有实行"收支两条线"管理,2013 年某月发生下列有关现金收支业务或事项。

1. 开出现金支票从银行提取现金 5 000 元备用。

借:库存现金　　　　　　　　　　　　　　5 000

　　贷:银行存款　　　　　　　　　　　　　5 000

2. 收费员交来当日门诊病人交来的现金 3 250 元(明细项目略)。

借:库存现金　　　　　　　　　　　　　　3 250

　　贷:医疗收入——门诊收入(明细科目略)　　3 250

3. 办公室交来废旧报纸杂志处理的现金 380 元。

借:库存现金　　　　　　　　　　　　　　380

　　贷:其他收入——废品物品变价收入　　　　380

4. 职工张亮因公出差,预借差旅费 3 000 元,以现金支付。

借:其他应收款——张亮   3 000
 贷:库存现金   3 000

5.职工张亮出差回来报销差旅费3 400元,补给张亮现金400元.

借:待摊支出   3 400
 贷:其他应收款——张亮   3 000
   库存现金   400

6.办公室为公共卫生业务部门购买清扫工具,价值210元,用现金支付。

借:医疗卫生支出——公共卫生支出——其他费用 210
 贷:库存现金   210

(四)库存现金的清查及处理

为了确保库存现金的安全与完整,预防收付业务差错,防止营私舞弊及失窃,基层医疗卫生机构应建立库存现金清查盘点制度,定期不定期地清查盘点库存现金。库存现金清查盘点时,出纳人员必须在场,盘点后将实存数与账存数核对,并编制"库存现金盘点报告表",列明实存、账存和溢缺金额。对库存现金清查盘点过程中发现的现金溢余或短缺,应及时查明原因并按规定处理。

【例3-2】某卫生院2013年某月底,盘点库存现金时发现长余100元,经认真核对,原因不明,经批准作其他收入处理。

借:库存现金   100
 贷:其他收入   100

【例3-3】某卫生院2013年某月底,盘点库存现金时发现短缺120元。

1.在原因没有查清前:

借:其他应收款——出纳   120
 贷:库存现金   120

2.原因查清后,若与责任人没有关系,经领导批准核销:

借:其他支出   120
 贷:库存现金   120

3.原因查清后,若应由出纳承担一部分责任,经研究出纳承担60元,其余核销。出纳交来60元现金:

借:库存现金   60
  其他支出   60
 贷:其他应收款——出纳   120

财会小贴士

出纳员三字经

出纳员,很关键;静头脑,清杂念。业务忙,莫慌乱;情绪好,态度谦。

取现金,当面点;高警惕,保安全。收现金,点两遍;辨真假,免赔款。

支现金,先审单;内容全,要会签。收单据,要规范;不合规,担风险。

账外账,甭保管;违法纪,又罚款。长短款,不用乱;平下心,细查点。

借贷方,要分清;清单据,查现款。月凭证,要规整;张数明,金额清。

库现金,勤查点;不压库,不挪欠。现金账,要记全;账款符,心坦然。

资料来源:东奥会计在线 http://www.dongao.com.

财会小贴士

出纳送存现金的流程

整理清点票币	将需要交存的现金清点整理, 按照币别、币种分开, 合计出需存款金额。
填写现金缴款单	填写现金缴款单, 各种币别的金额合计数应与存款金额一致。
提交单、票	向银行提交现金缴款单和整理清点好的票币。
退回缴款单	开户银行受理, 复核无误后, 在现金缴款单上加盖银行印鉴, 退回缴款人一联缴款单, 表示款项收妥。
编制记账凭证	根据现金缴款单编制记账凭证, 登记现金日记账。

资料来源:中华会计网校 http://www.chinaacc.com,2012 – 04 – 12.

三、银行存款

银行存款是基层医疗卫生机构存入银行等金融机构的各种存款。基层医疗卫生机构应严格按照国家有关支付结算办法的规定开立银行账户,加强银行账户管理,办理银行往来结算业务,并按会计制度规定核算银行存款的各项收支业务。

(一)银行存款账户的开立

基层医疗卫生机构根据其业务或事项发生的需要可开立的银行账户有基本存款账户、一般存款账户、临时存款账户和专用存款账户。

1.基本存款账户是存款人办理日常转账结算和库存现金收付的账户,存款人的工资、奖金等库存现金的支取,只能通过基本存款户办理。

基本存款账户开立实行由中国人民银行当地分支机构核发开户许可证制度。基层医疗卫生机构开立基本存款账户,应填制开户申请书,提供国家有关部门批复其设立的有关证件,送交盖有本单位印章的印鉴卡,经银行审核同意,并凭中国人民银行当地分支机构核发的开户许可证开立账户。

2.一般存款账户是存款人因借款或其他结算需要在基本存款账户开户银行以外的银行营业机构开立的账户。存款人可以通过一般存款账户办理转账结算和现金缴存,但不能办理现金支取。

3.临时存款账户是存款人因临时经营活动需要设立的账户。存款人可以通过临时存款账户办理转账结算和根据国家现金管理的规定办理现金收付。

4.专用存款账户是存款人因特定用途需要开立的账户。

基层医疗卫生机构申请开立一般存款账户、临时存款账户和专用存款账户,应填制开户申请书,提供有关的证明文件,送交盖有该单位印章的印鉴卡,经银行审核同意后开立账户。

(二)银行存款账户的管理

为了维护正常的经济、金融秩序,适应社会主义市场经济发展的需要,基层医疗卫生机构应加强银行存款账户的管理。

1.应由单位财务部门统一在银行开户。

2.一个单位只能选择一家银行的一个分支机构开立一个基本存款账户,不得在多家银行分支机构开立基本存款账户,也不得因开户银行严格执行银行结算纪律而转移基本存款账户。

3.一个单位不得在同一家银行的几个分支机构开立一般存款账户。

4.单位的银行存款账户只能办理本身的业务活动,不得出租、出借和转让账户。

5.不得签发空头支票和远期支票,不得套取银行信用。银行账户开立后,基层医疗卫生机构可根据不同情况,选用支票、汇兑、委托收款、银行汇票、银行本票、商业汇票和托收承付等不同的结算办法,通过银行办理转账结算。

(三)银行存款的核算

基层医疗卫生机构为了核算银行存款的增减变动情况,应设置"银行存款"

(资产类)科目,借方登记银行存款的存入及转入数,贷方登记银行存款的支出、提取、转出及汇出数,期末借方余额反映基层医疗卫生机构实际存放在银行等金融机构的款项。

【例3-4】某卫生院没有纳入国库集中支付制度,也没有实行"收支两条线"管理,2013年某月发生下列有关银行存款业务或事项。

1. 通过银行收到财政局拨来某项设备购置补助资金95 000元。

借:银行存款　　　　　　　　　　　　　　　　　　95 000

　　贷:财政补助收入——项目支出——某项设备购置补助　　　95 000

2. 通过银行收到合疗办转来上月合疗结算款58 400元。

借:银行存款　　　　　　　　　　　　　　　　　　58 400

　　贷:应收医疗款——应收医疗保险金——合疗办　　　58 400

3. 通过银行收到卫生局拨来补助资金24 000元。

借:银行存款　　　　　　　　　　　　　　　24 000

　　贷:上级补助收入　　　　　　　　　　24 000

4. 将当日收到的库存现金32 000元存入银行。

借:银行存款　　　　　　　　　　　　　　　32 000

　　贷:库存现金　　　　　　　　　　　　32 000

5. 开出转账支票支付本月份电费4 000元,水费2 000元(水电费按1:1在医疗支出和公共卫生支出中分摊)。

借:医疗卫生支出——医疗支出——其他费用——电费　　2 000

　　　　　　　　　　　　　　　　　　　　　——水费　　1 000

　　　　　　——公共卫生支出——其他费用——电费　　2 000

　　　　　　　　　　　　　　　　　　　——水费　　1 000

　　贷:银行存款　　　　　　　　　　　　　　　　　6 000

6. 开出转账支票支付购入的一批卫生材料款28 400元(明细项目略)。

借:库存物资——卫生材料(明细项目略)　　　　28 400

　　贷:银行存款　　　　　　　　　　　　　　28 400

7. 开出转账支票支付以前所欠某公司卫生材料款47 000元。

借:应付账款——某公司　　　　　　　　　　　47 000

　　贷:银行存款　　　　　　　　　　　　　　47 000

基层医疗卫生机构应按照开户银行、存款种类等设置"银行存款日记账",由出纳人员根据收付款凭证按照业务或事项发生的时间顺序逐笔登记,每日终了结出余额。

(四)银行对账

基层医疗卫生机构的银行存款应至少每月与银行核对一次。月末,"银行存款日记账"余额与"银行对账单"余额之间如有差额,应首先查找是否存在未达账项。若存在未达账项,应编制"银行存款余额调节表"检查是否相符,若经调节仍不相符,应逐笔查明原因并进行处理。

【例3-5】某卫生院2013年1月底"银行存款日记账"余额为19 600元,"银行对账单"余额为18 800元,经过逐笔核对,发现有下列未达账项:

1. 卫生院委托银行收款600元,银行已办理收款入账手续,卫生院尚未收到收款单据;

2. 银行代卫生院支付邮电费400元,卫生院尚未收到电费结算凭证,因而尚未记账;

3. 卫生院向银行送存一张3 000元转账支票,卫生院已入账,银行尚未入账;

4. 卫生院签发一张2 000元支票,付款入账,持票人尚未到银行办理转账手续。

根据以上资料编制"银行存款余额调节表"如表3-2所示。

表3-2　　　　　　　　　银行存款余额调节表

2013年1月31日

项目	余额	项目	余额
卫生院"银行存款日记账"月末余额 加:卫生院未收银行已收 减:卫生院未付银行已付	19 600 600 400	"银行对账单"月末余额 加:银行未收单位已收 减:银行未付单位已付	18 800 3 000 2 000
调节后余额	19 800	调节后余额	19 800

四、零余额账户用款额度

(一)财政直接支付和财政授权支付

按照财政国库集中支付制度的规定,将纳入财政国库集中支付预算单位的财政预算资金按照支付主体的不同分别实行财政直接支付和财政授权支付。

1. 财政直接支付是指由财政部门开具支付令,通过国库单一账户体系,直接将财政资金支付到收款人(即商品和劳务供应者,下同)或用款单位账户。实行财政直接支付的支出包括:

(1)工资支出、购买支出以及中央对地方的专项转移支付,拨付企业大型工程项目或大型设备采购的资金等,直接支付到收款人。

(2)转移支出(中央对地方专项转移支出除外),包括中央对地方的一般性转移支付中的税收返还、原体制补助、过渡期转移支付、结算补助等支出,对企业的补贴和未指明购买内容的某些专项支出等,支付到用款单位(包括下级财政部门和预算单位)。

2.财政授权支付是指预算单位根据财政授权,自行开具支付令,通过国库单一账户体系将资金支付到收款单位(即商品和劳务供应者,下同)或用款单位账户。实行财政授权支付的支出包括未实行财政直接支付的购买支出和零星支出。

财政直接支付和财政授权支付的具体支出项目由财政部门确定。财政国库资金两种支付方式的异同如图3-1所示。

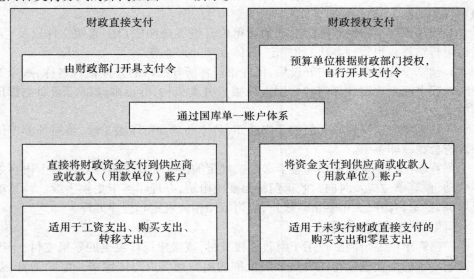

图3-1 财政国库资金两种支付方式比较图

(二)零余额账户的定义与基本原理

基层医疗卫生机构纳入国库集中支付制度后,对于财政授权支付部分的补助资金额度的下达与结算通过预算单位零余额账户办理。

预算单位零余额账户是财政部门在商业银行为预算单位开设零余额账户,用于财政授权支付和与国库单一账户支出清算。

一个预算单位开设一个零余额账户。

零余额账户的基本原理是在办理授权支付业务时,首先由零余额账户代理银行根据支付令(即用款申请或拨款凭证),通过预算单位零余额账户以垫资形式将资金划转到供应商或收款人账户;然后在每天规定的时点,中国人民银行分支机构通过国库单一账户与代理银行之间进行清算,将代理银行当天垫付资金从国库单一账户划转到零余额账户,从而实现支付。由于当天轧账后,账户的余额均为零,故名零余额账户。

(三)零余额账户的设立

纳入国库集中支付制度管理的基层医疗卫生机构,应当按照规定的程序和要求申请设立零余额账户:

1. 基层预算单位向上级主管部门提出设立零余额账户的申请,逐级汇总到主管预算单位。

2. 主管预算单位审核汇总所属基层预算单位设立零余额账户的申请后,向同级财政部门报送《财政授权支付银行开户情况汇总申请表》,财政部门审核同意后通知代理银行。

3. 代理银行根据财政部门批准预算单位开设零余额账户的通知文件以及《人民币银行结算账户管理办法》的规定,具体办理开户业务。

4. 预算单位零余额账户开设后,代理银行将所开账户的开户银行名称、账号等详细情况书面报告财政部门和中国人民银行分支机构,并由财政部门通知主管预算单位。

5. 预算单位根据财政部门的开户通知,具体办理预留印鉴手续,填写预算单位预算资金拨款印鉴卡。

预算单位的零余额账户印鉴卡必须按规定的格式和要求填写。印鉴卡内容如有变动,预算单位应及时向财政部门提出变更申请,办理印鉴卡更换手续。预算单位增加、变更、合并、撤销零余额账户,应当按照相关规定和程序办理。

(四)零余额账户的管理

1. 预算单位零余额账户用于财政授权支付,该账户每日发生的零星支付,于当日营业终了前由代理银行在财政部门批准的用款额度内与国库单一账户清算;营业中单笔支付额在规定额度以上的,应当及时与国库单一账户清算。

2. 预算单位零余额账户可以办理转账、提取现金等结算业务;可以向本单位按账户管理规定保留的相应账户划拨工会经费、住房公积金及提租补贴,以及经财政部门批准的特殊款项;不得违反规定向本单位其他账户和上级主管单位、所属下级单位账户划拨资金。代理银行根据预算单位"财政授权支付凭证"确定的结算方式,通过支票、汇票等形式办理资金支付。

3. 预算单位要加强对现金支出的管理,不得违反《现金管理暂行条例》等规定提取和使用现金;代理银行按照财政部门批准的用款额度和《现金管理暂行条例》等规定,受理预算单位的现金结算业务。

4. 预算单位零余额账户需办理同城特约委托收款业务的,可与代理银行签订授权协议,授权代理银行在接到煤、电、水等公用企业提供的收费通知单后,从预算单位零余额账户的财政授权支付额度内划拨资金,并相应扣减预算单位对应项级科目(项目)下的财政授权支付额度。

5. 代理银行按照中国人民银行分支机构、财政部门有关财政性资金银行清算办法的规定办理清算。代理银行根据支付结算凭证及所附"财政授权支付凭证",通过预算单位零余额账户及时办理资金支付。代理银行对预算单位填写无误的支付结算凭证及所附"财政授权支付凭证",不得做退票处理;对预算单位超出财政授权支付额度签发的支付令,不予受理。

（五）零余额账户用款额度的核算

零余额账户用款额度是指在授权支付方式下,财政部门在当年预算指标内根据预算单位的用款申请下达给预算单位的当月用款额度。

基层医疗卫生机构为了核算零余额账户用款额度的增减变动情况,应设置"零余额账户用款额度"（资产类）科目,借方登记收到的零余额账户用款额度,贷方登记零余额账户用款额度的支出数,期末借方余额反映基层医疗卫生机构尚未支用的零余额账户用款额度。零余额账户用款额度年末应无余额。

【例3-6】某卫生院已经纳入财政国库集中支付制度,2013年12月发生下列授权支付业务或事项。

1. 收到"财政授权支付额度到账通知书",下达本月公用经费补助用款额度58 000元。

借:零余额账户用款额度　　　　　　　　　　58 000
　　贷:财政补助收入——公用经费补助　　　　　　　　58 000

2. 开出现金支票提取现金2 000元备用。

借:库存现金　　　　　　　　　　　　　　2 000
　　贷:零余额账户用款额度　　　　　　　　　　2 000

3. 开出转账支票支付购进某种西药的价款32 000元。

借:库存物资——药品——西药　　　　　　32 000
　　贷:零余额账户用款额度　　　　　　　　　　32 000

4. 开出转账支票支付购置某专用设备价款86 000元（用财政设备购置补助资金）。

借:财政基建设备补助支出——专用设备——某设备　　86 000
　　贷:零余额账户用款额度　　　　　　　　　　　　　86 000

同时,

借:固定资产——专用设备——某设备　　　26 000
　　贷:固定基金——固定资产占用　　　　　　　26 000

5. 年终,收到代理银行对账单,零余额账户用款额度余额为1 100元。

借:财政应返还额度——财政授权支付　　　1 100
　　贷:零余额账户用款额度　　　　　　　　　　1 100

6. 下年年初,收到代理银行额度恢复到账通知书,恢复上年注销的用款额度1 100元。

借:零余额账户用款额度   1 100

 贷:财政应返还额度——财政授权支付   1 100

五、其他货币资金

（一）其他货币资金的含义

其他货币资金是指基层医疗卫生机构的银行本票存款、银行汇票存款、信用卡存款等各种其他货币资金。

1. 银行本票存款，是指基层医疗卫生机构为取得银行本票按规定存入银行的款项。

2. 银行汇票存款，是指基层医疗卫生机构为取得银行汇票按规定存入银行的款项。

3. 信用卡存款，是指基层医疗卫生机构为取得信用卡按照规定存入银行的款项。

基层医疗卫生机构应加强对其他货币资金的管理，及时办理结算，对于逾期尚未办理结算的银行汇票、银行本票等，应按照规定及时转回。

（二）其他货币资金的核算

基层医疗卫生机构为了核算其他货币资金的增减变动情况，应设置"其他货币资金"（资产类）科目，借方登记其他货币资金的增加数，贷方登记其他货币资金的减少数，期末借方余额反映基层医疗卫生机构实际持有的其他货币资金。

"其他货币资金"科目应按"银行本票存款"、"银行汇票存款"和"信用卡存款"等设置明细科目。

【例3－7】某卫生院2013年发生下列有关其他货币资金业务或事项。

1. 开出转账支票50 000元到银行办理银行本票存款业务。

借:其他货币资金   50 000

 贷:银行存款   50 000

2. 用银行本票存款支付购进的某种西药款50 000元。

借:库存物资——药品——西药——某药品   50 000

 贷:其他货币资金   50 000

第二节 资产往来业务

学习目标

◇了解基层医疗卫生机构资产往来业务的基本内容；

◇熟悉基层医疗卫生机构资产往来业务的管理要求；

◇学会财政应返还额度、应收医疗款、其他应收款和待摊支出的核算。

一、财政应返还额度

（一）财政应返还额度的含义

基层医疗卫生机构在纳入国库集中支付制度管理后，其年度财政预算资金实际支出数小于年度预算指标额度的部分形成年终结余资金额度。

年终结余资金额度在财政直接支付方式下是指年度已经执行的实际支出数小于预算指标的部分；在财政授权支付方式下是指年度已经申请的用款额度小于预算指标的部分和实际支出数小于已经申请的用款额度的部分。

年终结余资金额度是指纳入国库集中支付制度管理的基层医疗卫生机构年度财政预算资金实际支出数小于年度预算指标额度的部分，具体表现为基层医疗卫生机构当年已经申请的截至年终还没有使用的用款额度和在当年预算指标内截至年底还没有申请的用款额度。

按照国库集中支付制度的有关规定，年度终了财政部门要将单位年终结余用款计划额度注销，下一年度按有关规定返还。

财政应返还额度是指实行国库集中支付的基层医疗卫生机构年终应收财政下年度返还的资金额度。

（二）财政应返还额度的核算

基层医疗卫生机构为核算年终结余资金额度注销和下年年初额度返还的情况，应设置"财政应返还额度"（资产类）科目，借方登记年终结余资金额度的注销数，贷方登记下年年初额度的返还数，期末借方余额反映基层医疗卫生机构应收财政下年返还的资金额度。

"财政应返还额度"应设置"财政直接支付"和"财政授权支付"两个明细科目。

【例3－8】某卫生院已纳入财政国库集中支付制度，2012年年终额度注销与2013年年初额度返还的具体情况如下。

1. 财政直接支付部分

（1）2012年年终，本年设备购置补助的预算指标为20 000元，实际支出数为18 000元。

借：财政应返还额度——财政直接支付　　　　　　　　　　2 000

　　贷：财政补助收入　　　　　　　　　　　　　　　　　　　2 000

（2）2013年年初，收到"财政直接支付入账通知书"，用上年结转资金支付设备购置款2 000元。

借：财政基建设备补助支出——某项设备购置　　　　　　　2 000

　　贷：财政应返还额度——财政直接支付　　　　　　　　　　2 000

2. 财政授权支付部分

2012 年年终,本年度授权支付的预算指标为 156 000 元,已下达指标 155 000 元,实际支出数为 154 800 元,应注销额度 1 200 元。

(1)2012 年年终,接到代理银行对账单,注销零余额账户用款额度 200 元。

借:财政应返还额度——财政授权支付　　　　　　　　　　200

　　贷:零余额账户用款额度　　　　　　　　　　　　　　　　200

(2)2013 年年初,接到代理银行通知,恢复上述注销的 200 元额度。

借:零余额账户用款额度　　　　　　　　　　　　　　　　200

　　贷:财政应返还额度——财政授权支付　　　　　　　　　200

(3)2012 年年终,注销当年未下达的预算指标 1 000 元。

借:财政应返还额度——财政授权支付　　　　　　　　1 000

　　贷:财政补助收入　　　　　　　　　　　　　　　　　　1 000

(4)2013 年年初,接到代理银行"财政授权支付额度到账通知书",收到上年注销的预算指标 1 000 元。

借:零余额账户用款额度　　　　　　　　　　　　　　1 000

　　贷:财政应返还额度——财政授权支付　　　　　　　　1 000

两种支付方式下"财政应返还额度"核算的内容如图 3 - 2 所示。

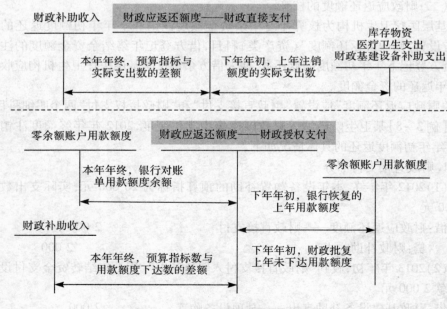

图 3 - 2 "财政应返还额度"核算图

二、应收医疗款

（一）应收医疗款的内容

应收医疗款是指基层医疗卫生机构因提供基本医疗和公共卫生服务而应向门诊病人、住院病人收取的和与医疗保险机构结算的应收未收医疗款项。

（二）应收医疗款的管理

基层医疗卫生机构应定期或者至少于每年年度终了，对应收医疗款进行全面检查。对于期限超过 3 年，确认无法收回的除医保结算差额以外的应收医疗款，应及时查明原因，并根据管理权限在报经批准后核销。核销时列其他支出。

如果已核销的应收医疗款在以后期间又收回的，应按照实际收回的金额列其他收入。

（三）应收医疗款的核算

基层医疗卫生机构为了核算应收医疗款的发生与结算情况，应设置"应收医疗款"（资产类）科目，借方登记发生的各种应收医疗款，贷方登记结算的各种应收医疗款，期末借方余额反映基层医疗卫生机构应收未收的医疗款项。

"应收医疗款"科目的明细科目及"坏账核销备查簿"的设置如表 3 - 3 所示。

表 3 - 3　　　"应收医疗款"明细科目及"坏账核销备查簿"的设置

一级明细科目	二级明细科目
结算欠费	门诊病人
	住院病人
应收医疗保险金	按照医疗保险机构设置
设置"坏账核销备查簿"，详细登记已核销应收医疗款坏账的债务人姓名、形成时间、金额、原因等相关信息。	

【例 3 - 9】某卫生院没有纳入国库集中支付制度，也没有实行"收支两条线"管理，2013 年发生下列有关应收医疗款业务或事项。

1. 门诊部收费员交来当日"门诊日报表"，列明当日门诊医疗收入共计 6 000 元（明细项目略），其中：个人自负部分收到现金 1 500 元，合疗资金应负担 4 500 元。

借：库存现金　　　　　　　　　　　　　　　1 500

  应收医疗款——应收医疗保险金——合疗办   4 500

  贷:医疗收入——门诊收入(明细科目略)   6 000

  2.收到银行到账通知,合疗办转来上月应收医疗保险金87 100元。

  借:银行存款   87 100

   贷:应收医疗款——应收医疗保险金——合疗办   87 100

  3.某住院患者办理出院手续,住院期间发生各种医疗费共计8 000元(明细项目略),其中:患者个人负担1 600元,合疗资金应负担6 400元。该患者入院时预交1 000元,出院欠费600元。

  借:应收医疗款——应收医疗保险金——合疗办   6 400

   预收医疗款——某患者   1 000

   应收医疗款——结算欠费——住院病人——某患者 600

   贷:医疗收入——住院收入(明细科目略)   8 000

  4.经核对,上年度与合疗办出现的结算差额5 320元,经与合疗办协商确认属卫生院计算不当形成,经批准核销。

  借:其他支出——结算差额   5 320

   贷:应收医疗款——应收医疗保险金——合疗办   5 320

  "应收医疗款"核算的主要内容可用图3-3表示。

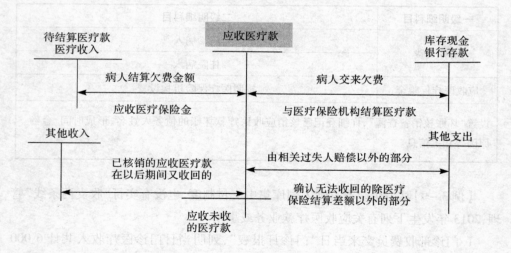

图3-3 "应收医疗款"核算图

三、其他应收款

（一）其他应收款的内容

其他应收款是指基层医疗卫生机构除财政应返还额度、应收医疗款以外的其他各项应收、暂付款项，包括职工预借的差旅费、拨付的备用金、应向职工收取的各种垫付款项等。

（二）其他应收款的管理

基层医疗卫生机构应定期或者至少于每年年度终了，对其他应收款进行全面检查。

对于账龄超过 3 年，确认无法收回的其他应收款，应及时查明原因，并根据管理权限报经批准后核销。

（三）其他应收款的核算

基层医疗卫生机构为了核算其他应收款的发生及收回情况，应设置"其他应收款"（资产类）科目，借方登记发生的其他各种应收、暂付款项等各项其他应收款，贷方登记收回或转销各种其他应收款，期末借方余额反映基层医疗卫生机构尚未收回的其他应收款。

"其他应收款"科目应按照其他应收款的项目分类以及不同的债务人设置明细科目。

另外，基层医疗卫生机构应设置"坏账核销备查簿"，详细登记已核销其他应收款坏账的形成期限、金额、原因等相关信息。

【例 3-10】某卫生院没有纳入国库集中支付制度，也没有实行"收支两条线"管理，2013 年发生下列有关其他应收款业务或事项。

1. 职工王亮因公出差，预借差旅费 6 000 元，以现金支付。

借：其他应收款——王亮　　　　　　　　　　　6 000

　　贷：库存现金　　　　　　　　　　　　　　　　6 000

2. 王亮出差回来报账，应报销 5 500 元，退回现金 500 元。

借：库存现金　　　　　　　　　　　　　　　　500

　　待摊支出　　　　　　　　　　　　　　　5 500

　　贷：其他应收款——王亮　　　　　　　　　　6 000

"其他应收款"核算的主要内容如图 3-4 所示。

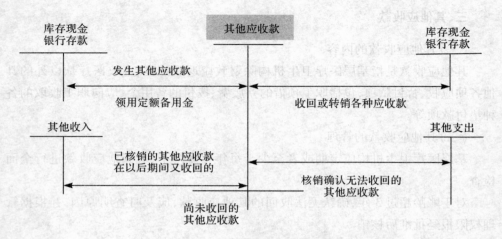

图 3-4 "其他应收款"核算图

【知识拓展 3-1】

备用金的管理制度

备用金(国际上也称"暂定金额")是企业、机关、事业单位或其他经济组织等拨付给非独立核算的内部单位或工作人员备作差旅费、零星采购、零星开支等用的款项。预支备作差旅费、零星采购等用的备用金,一般按估计需用数额领取,支用后一次报销,多退少补。对于零星开支用的备用金,可实行定额备用金制度,即由指定的备用金负责人按照规定的数额领取,支用后按规定手续报销,补足原定额。

1. 备用金借支管理

(1)单位各部门填制"备用金借款单",一方面,财务部门核定其零星开支,便于管理;另一方面,凭此单据支给现金。

(2)各部门零星备用金,一般不得超过规定数额,若遇特殊需要,应由企业部门经理核准。

(3)各部门零星备用金借支应将取得的正式发票定期送到财务部门备用金管理人员(出纳人员)手中,冲转借支额或补充备用金。

2. 备用金保管

(1)备用金收支应设置"备用金"账户,并编制"收支日报表"送交经理查看。

(2)备用金定期根据取得的发票编制备用金支出一览表,及时反映备用金支出情况。

(3)备用金账户应做到逐月结清。

(4)出纳人员应妥善保管与备用金相关的各种票据。

备用金的管理不论采用何种办法,都应严格备用金的预借、使用和报销的手续制度。

3.备用金预借、使用及报销流程

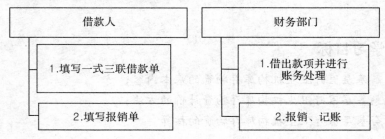

资料来源:中华会计网校 http://www.chinaacc.com,2011 - 09 - 19.

四、待摊支出

(一)待摊支出的含义

待摊支出是指基层医疗卫生机构为组织、管理基本医疗和公共卫生服务活动等日常发生且需要分摊至医疗支出和公共卫生支出的各项间接支出。

(二)待摊支出的核算

基层医疗卫生机构为了核算待摊支出的发生与分摊情况,应设置"待摊支出"(资产类)科目,借方登记发生的无法直接确定归属于基本医疗或公共卫生服务的各项水、电、供暖费及人员工资等待摊支出,贷方登记按照职工人数、场地面积等分摊标准计算并分摊至医疗支出和公共卫生支出的待摊支出,期末借方余额反映基层医疗卫生机构尚未分摊的待摊支出余额。"待摊支出"科目年末应无余额。

"待摊支出"科目应按照待摊支出的种类设置明细科目。

【例3-11】某卫生院没有纳入国库集中支付制度,2013年发生下列有关待摊支出业务或事项。

1.开出转账支票支付燃气炉天然气费4 200元。

借:待摊支出——天然气费 4 200
    贷:银行存款 4 200

2.经研究上述天然气费按1:1的比例在基本医疗和公共卫生业务间平均分摊。

借:医疗卫生支出——医疗支出 2 100
          ——公共卫生支出 2 100
    贷:待摊支出——天然气费 4 200

第三节　库存物资

学习目标

◇了解基层医疗卫生机构库存物资的基本内容；
◇熟悉基层医疗卫生机构库存物资计价的方法；
◇学会基层医疗卫生机构库存物资的核算。

一、库存物资的含义

库存物资是指基层医疗卫生机构为了开展基本医疗和公共卫生服务活动及其他活动储存的药品、卫生材料、低值易耗品和其他材料。

二、库存物资的计价

（一）库存物资增加的计价

1. 集中采购配送的库存物资，按照通过集中采购确定的采购价格（包括配送费用，下同）确定成本。

2. 自行外购的库存物资，按照实际采购价格及相关直接税费确定成本。

3. 外购或集中采购配送的物资验收入库时，按照确定的成本入库。

4. 接受捐赠的库存物资，比照同类或类似物资的市场价格或有关凭据注明的金额确定成本。

5. 盘盈的库存物资，比照同类或类似物资的市场价格确定价值。

（二）库存物资发出的计价

库存物资在发出时，应根据实际情况采用个别计价法、先进先出法或者加权平均法确定发出物资的实际成本。计价方法一经确定，不得随意变更。

低值易耗品应于内部领用时摊销，摊销方法可以采用一次摊销法或五五摊销法。

三、库存物资的管理与控制

基层医疗卫生机构库存物资的管理与控制涉及物资管理部门、财务部门及使用部门，基层医疗卫生机构应建立健全库存物资的管理与控制，加强库存物资的管理，保证库存物资的及时供应和有效使用。

（一）建立健全库存物资管理制度和岗位责任制

基层医疗卫生机构应当明确库存物资管理相关岗位的职责、权限,确保请购与审批、询价与确定供应商、合同订立与审核、采购与验收、采购验收与会计记录、付款审批与付款执行等不相容职务相互分离,合理设置岗位,加强制约和监督。

库存物资管理不得由同一部门或一人办理库存物资业务的全过程。

（二）制定科学规范的库存物资管理流程

基层医疗卫生机构应当明确有关库存物资计划编制、审批、取得、验收入库、付款、仓储保管、领用发出与处置等环节的控制要求,设置相应凭证,完备请购手续、采购合同、验收证明、入库凭证、发票等文件和凭证的核对工作,确保全过程得到有效控制。

（三）建立库存物资请购审批制度

基层医疗卫生机构应授予归口管理部门相应的请购权,明确其职责权限及相应的请购审批程序。

基层医疗卫生机构应加强库存物资采购业务的预算管理。具有请购权的部门按照预算执行进度办理请购手续。

（四）健全库存物资采购管理制度

基层医疗卫生机构库存物资应统一采购。对采购方式确定、供应商选择、验收程序等做出明确规定。纳入政府采购和药品集中招标采购范围的,必须按照有关规定执行。

（五）加强安全库存量与储备定额管理

基层医疗卫生机构应根据库存物资的用量和性质,加强安全库存量与储备定额管理,根据供应情况及业务需求确定批量采购或零星采购:

1.确定安全存量,实行储备定额计划控制;

2.加强采购量的控制与监督,确定经济采购量;

3.批量采购由采购部门、归口管理部门、财务部门、审计监督部门、专业委员会及使用部门共同参与,确保采购过程公开透明,切实降低采购成本;

4.小额零星采购由经授权的部门对价格、质量、供应商等有关内容进行审查、筛选,按规定审批。

（六）加强库存物资验收入库管理

基层医疗卫生机构应根据验收入库制度和经批准的合同等采购文件,组织验收人员对品种、规格、数量、质量和其他相关内容进行验收并及时入库;所有库存物资必须经过验收入库才能领用;不经验收入库,一律不准办理资金结算。

（七）加强库存物资核对管理

基层医疗卫生机构财务部门要根据审核无误的验收入库手续、批准的计划、合同协议、发票等相关证明及时记账;每月与归口管理部门核对账目,保证账账、账实相符。

(八)库存物资的储存与保管要实行限制接触控制

基层医疗卫生机构应指定专人负责领用,制定领用限额或定额;建立高值耗材的领、用、存辅助账。

(九)健全库存物资缺损、报废、失效的控制制度和责任追究制度

基层医疗卫生机构应建立库存物资盘点制度,应定期对各种库存物资进行清查盘点,每年至少盘点一次。盘点时,财务、审计等相关部门应派人监盘。对于盘盈、盘亏以及变质、毁损的物资,应及时查明原因,根据管理权限报经批准后及时进行账务处理。

盘亏、变质、毁损的库存物资,按照库存物资账面余额扣除保险赔偿和过失人赔偿等后的金额列其他支出。

四、库存物资的核算

基层医疗卫生机构为了核算库存物资的增减变动情况,应设置"库存物资"(资产类)科目,借方登记库存物资取得的实际成本等,贷方登记库存物资发出的实际成本等,期末借方余额反映基层医疗卫生机构库存物资的实际成本。

"库存物资"明细科目的设置如表3-4所示。

表3-4　　　　　　　　　　"库存物资"明细科目的设置

一级明细科目	二级明细科目	三级明细科目
药品	药库	西药
		中成药
		中草药
	药房	西药
		中成药
		中草药
卫生材料		
低值易耗品		
其他材料		

注:"库存物资"科目明细账下按照品名、规格设置数量金额明细账,库房应设置实物收、发、存数量明细账。

【例3－12】某卫生院公共卫生用药品实行集中配送,药款支付纳入国库集中支付制度,其他收支业务没有纳入国库集中支付制度,目前只有药房没有药库,2013年发生下列有关库存物资业务或事项。

1.药品集中配送部门发来集中配送西药一批,价值35 100元。药品已交药房验收。

借:库存物资——药品——西药　　　　　　　　　35 100
　　贷:财政补助收入(明细科目略)　　　　　　　　　35 100

2.开出转账支票支付自行购进中成药的价款24 000元。药品已交药房验收。

借:库存物资——药品——中成药　　　　　　　　24 000
　　贷:银行存款　　　　　　　　　　　　　　　　　24 000

3.收到某机构捐赠中草药一批,价值58 000元。药品已交药房验收。

借:库存物资——药品——中草药　　　　　　　　58 000
　　贷:其他收入——捐赠收入　　　　　　　　　　　58 000

4.从某公司购进医疗器械一批,价值16 200元,货款暂欠。器械已交付使用。

借:库存物资——低值易耗品　　　　　　　　　　16 200
　　贷:应付账款——某医疗器械公司　　　　　　　　16 200

5.某月,基本医疗业务领用卫生材料共计4 860元。

借:医疗卫生支出——医疗支出　　　　　　　　　4 860
　　贷:库存物资——卫生材料　　　　　　　　　　　4 860

6.某月,公共卫生业务领用低值易耗品共计6 200元。

借:医疗卫生支出——公共卫生支出　　　　　　　6 200
　　贷:库存物资——低值易耗品　　　　　　　　　　6 200

7.某月,公共卫生业务领用西药共计4 400元。

借:医疗卫生支出——公共卫生支出　　　　　　　4 400
　　贷:库存物资——药品——西药　　　　　　　　　4 400

8.某月,急诊科领用卫生材料共计2 500元(暂时没有确定分摊比例)。

借:待摊支出　　　　　　　　　　　　　　　　　2 500
　　贷:库存物资——卫生材料　　　　　　　　　　　2 500

9.经研究,上述急诊科领用的卫生材料全部列入公共卫生支出。

借:医疗卫生支出——公共卫生支出　　　　　　　2 500
　　贷:待摊支出　　　　　　　　　　　　　　　　　2 500

10.某月底盘点药品,某种中草药盘盈510元,某种西药盘亏600元。盘盈中草药属正常溢余。盘亏西药应由药房管理员承担30%的责任,经批准其余核销。药房管理员已交来赔偿款180元现金。

借:库存物资——药品——中草药　　　　　　　　510
　　贷:其他收入——药品盘盈　　　　　　　　　　510
借:库存现金　　　　　　　　　　　　　　　　180
　　其他支出——药品盘亏　　　　　　　　　　　420
　　贷:库存物资——药品——西药　　　　　　　　600

医改小贴士

什么是国家基本药物制度?

　　国家基本药物制度是为维护人民群众健康、保障公众基本用药权益而确立的一项重大国家医药卫生政策,是国家药品政策的核心和药品供应保障体系的基础,涉及基本药物遴选、生产、流通、使用、定价、报销、监测评价等多个环节。国家基本药物制度首先在政府举办的基层医疗卫生机构实施,主要内容包括国家基本药物目录的遴选调整、生产供应保障、集中招标采购和统一配送、零差率销售、全部配备使用、医保报销、财政补偿、质量安全监管以及绩效评估等相关政策办法。

　　资料来源:陕西省药品"三统一"办公室推行国家基本药物制度实施药品"三统一"知识问答。

医改小贴士

什么是药品"三统一"?

　　药品"三统一"就是以省为单位,以政府为主导,对医疗机构药品实行全程的统一采购、统一价格、统一配送管理。"统一采购"是首要环节,包括统一采购范围、统一采购目录、统一采购方式;"统一价格"是中心环节,包括统一作价方法、统一销售价格;"统一配送"是关键环节,包括统一配送企业、统一配送费用、统一配送指标。

　　资料来源:陕西省药品"三统一"办公室推行国家基本药物制度实施药品"三统一"知识问答。

第四章　非流动资产

第一节　固定资产

📖 学习目标

◇了解基层医疗卫生机构固定资产的定义与种类；
◇熟悉基层医疗卫生机构固定资产计价的方法和管理的要求；
◇学会基层医疗卫生机构固定资产的核算。

一、固定资产的定义

固定资产是指基层医疗卫生机构持有的预计使用年限超过 1 年、单位价值在 1 000 元以上(其中,专用设备单位价值在 1 500 元以上)的有形资产。单位价值虽未达到规定标准,但预计使用年限超过 1 年的大批同类物资,应作为固定资产管理。

基层医疗卫生机构固定资产的核算范围与起点如图 4-1 所示。

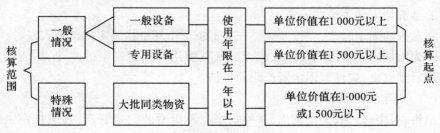

图 4-1　固定资产的核算范围与起点

二、固定资产的种类

基层医疗卫生机构固定资产主要包括房屋及建筑物、专用设备、一般设备和其他固定资产。

（一）房屋及建筑物是指产权属于基层医疗卫生机构的一切房屋、建筑物以及与房屋不可分割的各种附属设施。

（二）专用设备是指基层医疗卫生机构直接用于临床医疗和公共卫生服务的各种医疗及医疗辅助设备，如动态心电图机、X光机、B超机等。

（三）一般设备是指基层医疗卫生机构不直接用于临床医疗和公共卫生服务的各种通用设备，如打印机、计算机、复印机等。

（四）其他固定资产是指不属于上述三类固定资产的其他固定资产，如图书等。

基层医疗卫生机构应结合本单位的具体情况，制定各类固定资产的明细目录。

三、固定资产的计价

固定资产按实际成本计价。

（一）固定资产增加的计价

1. 外购的固定资产，其成本包括实际支付的买价、相关税费以及固定资产交付使用前所发生的可直接归属于该项资产的运输费、安装费等，即固定资产达到可使用状态前发生的一切合理、必要的支出。

2. 通过在建工程转入的固定资产，其成本包括该项资产交付使用前所发生的全部必要支出。

3. 无偿调入的固定资产，已经进行资产评估的，其成本按照评估值加上相关税费确定；未进行资产评估的，其成本按照在调出单位的原账面价值加上相关税费确定。

4. 接受捐赠的固定资产，其成本比照同类或类似物资的市场价格或有关凭据注明的金额加上相关税费确定。

5. 盘盈的固定资产，应按照同类或类似资产市场价格确定的价值入账。

6. 为增加固定资产的使用效能或延长其使用寿命而发生的改建、扩建或大型修缮等后续支出，应计入固定资产账面价值。

（二）固定资产减少的计价

出售、报废、毁损、无偿调出、对外捐赠以及盘亏的固定资产，按照规定报经批准后，按固定资产的账面价值核销。

财会小贴士

事业单位国有资产处置的审批手续

事业单位处置国有资产,应当严格履行审批手续,未经批准不得自行处置。

事业单位占有、使用的房屋建筑物、土地和车辆的处置,货币性资产损失的核销,以及单位价值或者批量价值在规定限额以上的资产的处置,经主管部门审核后报同级财政部门审批;规定限额以下的资产的处置报主管部门审批,主管部门将审批结果定期报同级财政部门备案。法律、行政法规另有规定的,依照其规定。

资料来源:《事业单位国有资产管理暂行办法》(财政部 2006 年第 36 号令)。

四、固定资产的管理与控制

固定资产是基层医疗卫生机构资产的重要组成部分,是保证基层医疗卫生机构履行其基本职能的基本物质条件。基层医疗卫生机构应加强固定资产的管理与控制。

(一)建立健全固定资产管理制度和岗位责任制

基层医疗卫生机构应明确固定资产管理相关部门和岗位的职责、权限,确保固定资产购建计划编制与审批、验收取得与款项支付、处置的申请与审批、审批与执行、执行与相关会计记录等不相容职务相互分离,合理设置岗位,加强制约和监督。不得由同一部门或一人办理固定资产业务的全过程。

(二)制定固定资产管理业务流程

基层医疗卫生机构应明确固定资产取得、验收、使用、保管、处置等环节的控制要求,设置相应账卡,如实记录。

(三)建立固定资产购建论证制度

基层医疗卫生机构应按照规模适度、科学决策的原则,加强立项、预算、调整、审批、执行等环节的控制。

大型医疗设备等固定资产的购建和租赁,要符合区域卫生规划,经过科学论证,并按国家有关规定报经主管部门会同发展改革部门、财政部门批准。

基层医疗卫生机构应当提高资产使用效率,建立资产共享、共用制度。

(四)加强固定资产购建控制

基层医疗卫生机构固定资产购建应由归口管理部门、使用部门、财务部门、审计监督部门及专业人员等共同参与,确保购建过程公开透明,降低购建成本。

（五）加强固定资产验收控制

基层医疗卫生机构取得固定资产要组织有关部门或人员严格验收,验收合格后方可交付使用,并及时办理结算,登记固定资产账卡。

（六）建立固定资产维修保养制度

基层医疗卫生机构固定资产归口管理部门应当对固定资产进行定期检查、维修和保养,并做好详细记录。严格控制固定资产维修保养费用。

（七）加强固定资产使用变动控制

基层医疗卫生机构固定资产的出租、出借必须按照国有资产管理的有关规定进行可行性论证,按照管理权限逐级审核报批后执行。

（八）加强固定资产处置管理制度

基层医疗卫生机构应明确固定资产处置(包括出售、出让、转让、对外捐赠、报损、报废等)的标准和程序,按照管理权限逐级审核报批后执行。

（九）建立固定资产清查盘点制度

基层医疗卫生机构应明确清查盘点的范围、组织程序和期限,年度终了前,需进行一次全面清查盘点,保证账、卡、物相符。

对于盘盈、盘亏的固定资产,应及时查明原因,按照规定报经批准后及时进行账务处理。对于盘亏的固定资产,可以收回的保险赔偿和过失人赔偿等应记入"应缴款项"或"其他收入"科目。

五、固定资产的"三账一卡"管理模式

基层医疗卫生机构的固定资产管理一般涉及单位的三个部门,即财务部门、物资管理部门和使用部门。基层医疗卫生机构的固定资产在管理过程中应由固定资产管理涉及的三个部门协调好固定资产的增加、使用与维护及处置三个环节的关系。

（一）财务部门在固定资产管理中的基本职责一般是通过建立总账及一级明细账进行固定资产的金额控制,要能随时掌握单位固定资产的总金额及各大类固定资产的金额。

（二）物资管理部门在固定资产管理中的基本职责是通过设置"固定资产登记簿"和"固定资产卡片",按照固定资产类别、项目和使用部门设置明细科目建立固定资产的明细账,进行固定资产的金额和数量控制,要能随时掌握单位各类固定资产的数量、金额及目前分布和使用状况;应对出租、出借的固定资产设置备查簿进行登记。

（三）使用部门在固定资产管理中的基本职责是进行实物控制,要能够始终保证固定资产的安全、完整、正常使用。

从总体上讲,基层医疗卫生机构固定资产的管理涉及内部三类部门、负责三项控制、实现"三账一卡"相符,简称固定资产的"三账一卡"管理模式。

固定资产管理的"三账一卡"模式如图 4-2 所示。

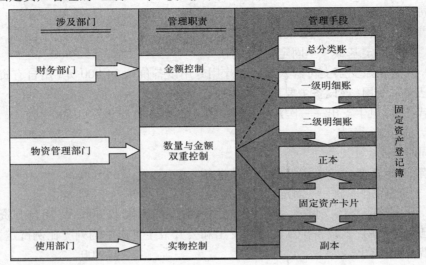

图 4-2 固定资产管理的"三账一卡"模式图

六、固定资产的核算

基层医疗卫生机构为了核算固定资产的原价,应设置"固定资产"(资产类)科目,借方登记购入、自建、调入、盘盈固定资产的实际发生成本,贷方登记出售、报废、毁损、无偿调出、对外捐赠等方式处置固定资产的账面价值,期末借方余额反映基层医疗卫生机构期末固定资产的账面余额。

基层医疗卫生机构应设置"固定资产登记簿"和"固定资产卡片",并按照固定资产类别、使用部门等设置明细账,进行明细核算。出租或出借的固定资产,应设置备查簿进行登记。经营租入或借入的固定资产,应设置备查簿进行登记,不在"固定资产"科目核算。

"固定资产"科目在一般情况下与净资产类科目中的"固定基金——固定资产占用"对应,其对应关系是"方向相反、金额相等、同增同减"。"固定基金——固定资产占用"科目的结构将在净资产一章中详述。

【例 4-1】某卫生院没有纳入国库集中支付制度,也没有实行"收支两条线"管理,2013 年发生下列有关固定资产业务与事项。

1. 开出转账支票支付购入的某种医疗用一般设备价款 52 100 元,运杂费 500 元(均用财政项目补助资金支付),设备已交付使用。

借:财政基建设备补助支出　　　　　　　　　52 600
　　贷:银行存款　　　　　　　　　　　　　　　52 600
同时,
借:固定资产——一般设备——某设备　　　　52 600
　　贷:固定基金——固定资产占用　　　　　　　52 600

2.开出转账支票支付购入某种医疗用专用设备价款34 800元(用自有资金),设备已交付使用(该设备主要用于基本医疗业务)。
借:医疗卫生支出——医疗支出——非财政资本性支出　34 800
　　贷:银行存款　　　　　　　　　　　　　　　34 800
同时,
借:固定资产——专用设备——某设备　　　　34 800
　　贷:固定基金——固定资产占用　　　　　　　34 800

3.开出转账支票支付购入某种医疗用一般设备价款42 800元(用自有资金),设备已交付使用(该设备价款在医疗支出和公共卫生支出中的列支比例待定)。
借:待摊支出　　　　　　　　　　　　　　　42 800
　　贷:银行存款　　　　　　　　　　　　　　　42 800
同时,
借:固定资产——一般设备——某设备　　　　42 800
　　贷:固定基金——固定资产占用　　　　　　　42 800

4.经研究,上述购入设备价款按4:6的比例在医疗支出和公共卫生支出之间分摊列支。
借:医疗卫生支出——医疗支出——非财政资本性支出　17 120
　　　　　　　　——公共卫生支出——非财政资本性支出　25 680
　　贷:待摊支出　　　　　　　　　　　　　　　42 800

5.卫生局无偿调入某种一般医疗设备一台,估价24 900元,设备已交付使用。
借:固定资产——一般设备——某设备　　　　24 900
　　贷:固定基金——固定资产占用　　　　　　　24 900

6.开出转账支票支付卫生局调入的某种医疗专用设备一台,价款43 500元,用自有资金支付,设备已交付使用。
借:医疗卫生支出——医疗支出——非财政资本性支出　43 500
　　贷:银行存款　　　　　　　　　　　　　　　43 500
同时,
借:固定资产——专用设备——某设备　　　　43 500
　　贷:固定基金——固定资产占用　　　　　　　43 500

7. 经批准,将闲置的某种一般医疗设备一台出售。该设备账面价值 20 000 元,通过银行收到对方单位转来设备出售价款 10 000 元(假定按规定设备售价的 80% 应上缴财政,20% 留归单位)。

借:银行存款　　　　　　　　　　　　　　　10 000
　　贷:应缴款项　　　　　　　　　　　　　　　8 000
　　　　其他收入　　　　　　　　　　　　　　　2 000

同时,

借:固定基金——固定资产占用　　　　　　　20 000
　　贷:固定资产——一般设备——某设备　　　20 000

8. 经批准,将某种一般医疗设备一台报废。该设备账面价值 64 200 元,报废过程中开出转账支票支付清理费用 500 元,通过银行转账收到残值收入 1 500 元(假定残值收入扣除清理费用后的净值应上缴财政)。

借:固定基金——固定资产占用　　　　　　　64 200
　　贷:固定资产——一般设备——某设备　　　64 200
借:其他应收款——清理费用　　　　　　　　　500
　　贷:银行存款　　　　　　　　　　　　　　　500
借:银行存款　　　　　　　　　　　　　　　1 500
　　贷:其他应付款——残值收入　　　　　　　1 500
借:其他应付款——残值收入　　　　　　　　1 500
　　贷:应缴款项　　　　　　　　　　　　　　1 000
　　　　其他应收款——清理费用　　　　　　　500

9. 经批准,将某种一般医疗设备一台无偿调拨给某卫生服务站,该设备账面价值 14 800 元。

借:固定基金——固定资产占用　　　　　　　14 800
　　贷:固定资产——一般设备——某设备　　　14 800

10. 期末,盘盈某种一般医疗设备一台,该设备估价 1 240 元。经批准补记固定资产账。

借:固定资产——一般设备——某设备　　　　1 240
　　贷:固定基金——固定资产占用　　　　　　1 240

11. 期末,盘亏某种一般医疗设备一台,该设备账面价值 6 600 元。经批准由相关责任人赔偿 1 000 元(假定赔偿应上缴财政),同时冲销固定资产账。

借:固定基金——固定资产占用　　　　　　　6 600
　　贷:固定资产——一般设备——某设备　　　6 600
借:其他应收款——某责任人　　　　　　　　1 000

　　贷:应缴款项　　　　　　　　　　　　　　　　　　1 000

"固定资产"核算的主要内容如图4-3所示。

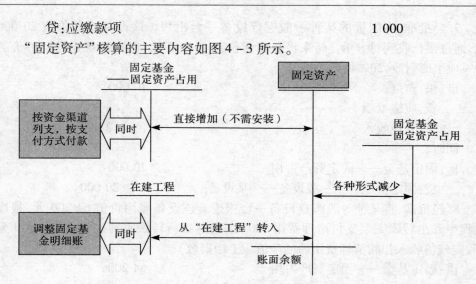

图4-3 "固定资产"核算图

第二节　在建工程

📖 学习目标

◇了解基层医疗卫生机构在建工程的含义;

◇熟悉基层医疗卫生机构在建工程计价的方法;

◇熟悉基层医疗卫生机构基建并账的基本原理;

◇学会基层医疗卫生机构在建工程的核算。

一、在建工程的含义

在建工程是指基层医疗卫生机构已经发生必要支出,但按规定尚未达到交付使用状态的建设工程。

二、在建工程的计价

(一)将拟进行改建、扩建或大型修缮的固定资产转入在建工程时,按照固定资产的账面价值计价。

（二）出包工程项目按照合同规定向施工企业预付工程价款时，按照实际预付的工程价款计价。

根据工程价款结算账单与施工企业结算工程价款时，多退少补。

（三）自行建造项目按照建造过程中发生的实际成本计价。

（四）购入的需要安装的设备按照其发生的实际成本计价，其实际成本包括实际支付的购买价款、安装费等相关税费。

无偿调入和接受捐赠的需要安装的设备，其计价成本比照同类或类似物资的市场价格或有关凭据注明的金额加上相关税费确定。

（五）工程完工交付使用时，将按照有关规定确定的工程实际支出办理结转。

三、在建工程项目的管理与控制

在建工程项目是基层医疗卫生机构固定资产形成的重要渠道，基层医疗卫生机构应当加强在建工程项目的管理与控制。

（一）建立健全工程项目管理制度和岗位责任制

基层医疗卫生机构应当明确在建工程项目相关部门和岗位的职责权限，确保项目建议和可行性研究与项目决策、概预算编制与审核、项目实施与价款支付、竣工决算与竣工审计等不相容职务相互分离，合理设置岗位，加强制约和监督。

不得由同一部门或一人办理工程项目业务的全过程。

（二）建立工程项目相关业务授权批准制度

基层医疗卫生机构应当明确被授权人的批准方式、权限、程序、责任及相关控制措施，规定经办人的职责范围和工作要求。严禁未经授权的机构或人员办理工程项目业务。

（三）制定工程项目业务流程

基层医疗卫生机构应当明确项目决策、概预算编制、价款支付、竣工决算等环节的控制要求，并设置相应的记录或凭证，如实记载业务的开展情况，确保工程项目全过程得到有效控制。

（四）加强工程项目决策控制

基层医疗卫生机构要按照决策科学化、民主化要求，采取专家评审、民主评议、结果公示等多种方式，广泛征求有关各方意见，实行集体决策。决策过程要有完整的书面记录。对工程项目的立项、可行性研究、项目决策程序等做出明确规定，确保项目决策科学、合理。

严禁任何个人单独决策工程项目或者擅自改变集体决策意见。

（五）建立工程项目概预算控制制度

基层医疗卫生机构应当严格审查概预算编制依据、项目内容、工程量的计算和定额套用是否真实、完整、准确。

（六）加强工程项目质量控制

基层医疗卫生机构工程项目要建立健全法人负责制、项目招投标制、工程建设监理制和工程合同管理制，确保工程质量得到有效控制。

（七）建立工程价款支付控制制度

基层医疗卫生机构应当严格按工程进度或合同约定支付价款，明确价款支付的审批权限、支付条件、支付方式和会计核算程序。对工程变更等原因造成价款支付方式和金额发生变动的，相关部门必须提供完整的书面文件和资料，经财务、审计部门审核并按审批程序报批后支付价款。

（八）建立竣工决算控制制度

基层医疗卫生机构要严格执行竣工清理、竣工决算、竣工审计、竣工验收的规定，确保竣工决算真实、完整、及时。未经竣工决算审计的工程项目，不得办理资产验收和移交。

四、在建工程的核算

基层医疗卫生机构为了核算固定资产购建、改建、扩建、大型修缮及设备安装等工程发生的实际支出，应设置"在建工程"（资产类）科目，借方登记改建、扩建或大型修缮时转入的固定资产账面价值和在建过程中发生的实际支出数，贷方登记完工转出数，期末借方余额反映基层医疗卫生机构尚未完工的在建工程发生的实际支出。

"在建工程"科目应按照工程项目及施工单位等设置明细科目。

"在建工程"科目在一般情况下与净资产类科目中的"固定基金——在建工程占用"对应，其对应关系是"方向相反、金额相等、同增同减"。"固定基金——在建工程占用"科目的结构将在净资产一章中详述。

【例4-2】某卫生院没有纳入国库集中支付制度，也没有实行"收支两条线"管理，2013年发生下列有关在建工程业务或事项。

1. 用财政拨入的项目补助资金购入专用设备一台，价值50 000元，价款通过银行转账付讫。设备已经收到，准备安装。

借：财政基建设备补助支出——某设备购置　　　　50 000
　　贷：银行存款　　　　　　　　　　　　　　　　　　50 000
同时，
借：在建工程——专用设备——某设备　　　　　　50 000
　　贷：固定基金——在建工程占用　　　　　　　　　50 000

2. 开出转账支票支付上述专项设备安装用辅助材料费 2 000 元,安装人员劳务费 2 000 元。

　　借:财政基建设备补助支出——某设备购置　　　　4 000
　　　　贷:银行存款　　　　　　　　　　　　　　　　　　4 000
　　同时,
　　借:在建工程——专用设备——某设备　　　　　　4 000
　　　　贷:固定基金——在建工程占用　　　　　　　　　4 000

3. 上述某设备安装完成,经验收后交付使用。

　　借:固定资产——专用设备——某设备　　　　　　54 000
　　　　贷:在建工程——专用设备——某设备　　　　　　54 000
　　同时,
　　借:固定基金——在建工程占用　　　　　　　　　　54 000
　　　　贷:固定基金——固定资产占用　　　　　　　　　54 000

4. 收到某单位捐赠的专用设备一台,该设备目前市场价值 40 000 元,准备安装。

　　借:在建工程——专用设备——某设备　　　　　　40 000
　　　　贷:固定基金——在建工程占用　　　　　　　　　40 000

5. 开出转账支票支付上述捐赠设备的运输费 1 000 元(用单位非财政资金支付)。

　　借:在建工程——专用设备——某设备　　　　　　1 000
　　　　贷:银行存款　　　　　　　　　　　　　　　　　　1 000
　　同时,
　　借:医疗卫生支出——医疗支出——非财政资本性支出　1 000
　　　　贷:固定基金——在建工程占用　　　　　　　　　　1 000

6. 开出转账支票支付上述捐赠设备安装调试的材料费 2 000 元,技术人员的劳务费 1 000 元(用单位非财政资金支付)。

　　借:在建工程——专用设备——某设备　　　　　　3 000
　　　　贷:银行存款　　　　　　　　　　　　　　　　　　3 000
　　同时,
　　借:医疗卫生支出——医疗支出——非财政资本性支出　3 000
　　　　贷:固定基金——在建工程占用　　　　　　　　　　3 000

7. 上述捐赠的设备安装调试完毕交付使用。

　　借:固定资产——专用设备——某设备　　　　　　44 000

　　贷:在建工程——专用设备——某设备　　　　44 000

　　同时,

　　借:固定基金——在建工程占用　　　　44 000

　　　　贷:固定基金——固定资产占用　　　　44 000

　　8.报经卫生部门和财政部门批准,拟对门诊部重新装修改造,门诊部账面价值320 000元(用财政基本建设补助资金)。

　　借:在建工程——门诊部　　　　320 000

　　　　贷:固定资产——房屋建筑物——门诊部　　　　320 000

　　同时,

　　借:固定基金——固定资产占用　　　　320 000

　　　　贷:固定基金——在建工程占用　　　　320 000

　　9.开出转账支票支付门诊部装修改造过程中材料款90 000元,工时费70 000元。

　　借:在建工程——门诊部　　　　160 000

　　　　贷:银行存款　　　　160 000

　　同时,

　　借:财政基建设备补助支出——门诊部改造　　　　160 000

　　　　贷:固定基金——在建工程占用　　　　160 000

　　10.门诊部在装修改造过程中拆除的废旧材料估价17 000元。废旧材料出售,通过银行收到对方转来变价款17 000元。废旧材料变价款报经批准后用以补充门诊部装修改造的支出。

　　借:银行存款　　　　17 000

　　　　贷:在建工程——门诊部　　　　17 000

　　同时,

　　借:固定基金——在建工程占用　　　　17 000

　　　　贷:财政基建设备补助支出——门诊部改造　　　　17 000

　　11.上述门诊部重新装修改造完工,经验收后正式交付使用。

　　借:固定资产——房屋建筑物——门诊部　　　　463 000

　　　　贷:在建工程——门诊部　　　　463 000

　　同时,

　　借:固定基金——在建工程占用　　　　463 000

　　　　贷:固定基金——固定资产占用　　　　463 000

　　"在建工程"核算的主要内容如图4-4所示。

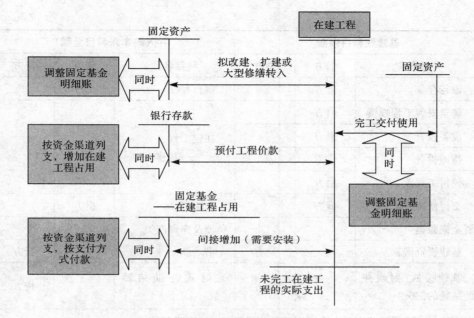

图 4 - 4　"在建工程"核算图

五、基建并账的方法

《基层医疗卫生机构财务制度》规定,基层医疗卫生机构基本建设工程项目除按照《基层医疗卫生机构财务制度》和《基层医疗卫生机构会计制度》的相关规定进行管理和核算外,还应按国家有关规定,单独建账、单独核算,严格控制工程成本,做好工程概、预算管理,工程完工后应尽快办理工程结算和竣工财务决算,并及时办理资产交付使用手续。所以,基层医疗卫生机构的基建账套应按月并入基本账套的"在建工程"科目及其他相关科目。

基建账套与基本账套的对应关系是基建并账核算的基本依据。基建账套会计科目与基本账套有关科目的对应关系如表 4 - 1 所示。

表 4 - 1　　　　　　　基建账相关数据并入基本账对照表

年　　月　　　　　　　　　　　　　　　　　　　　　　　　　单位:元

基建账科目余额			并入基本账科目金额		
科目名称	借方	贷方	科目名称	借方	贷方
资金占用类			资产类		
现金	借方		库存现金	借方	

续表

基建账科目余额			并入基本账科目金额		
科目名称	借方	贷方	科目名称	借方	贷方
银行存款	借方		银行存款	借方	
建筑安装工程投资	借方		在建工程 ——基建工程	借方	
设备投资	借方				
待摊投资	借方				
预付工程款	借方				
交付使用资产	借方		固定资产	借方	
资金来源类			**负债及净资产类**		
基建投资借款		贷方	借入款		贷方
基建拨款(财政补助结转的部分)		贷方	财政补助结转(余)		贷方
以下科目余额同时并入基本账固定基金及固定资产相应明细科目					
建筑安装工程投资	借方		固定基金 ——在建工程占用 ——基建工程占用 ——固定资产		贷方
设备投资	借方				
待摊投资	借方				
预付工程款	借方				
交付使用资产	借方				
小计	借方	贷方	小计	借方	贷方
上述借贷方差额	借方	或贷方	事业基金	借方	或贷方
合计	借贷方相等		合计	借贷方相等	

注:若基建账中其他科目有余额,还应按上述方法分析调整基本账中与基建账相对应的科目。

第三节　无形资产

学习目标

◇了解基层医疗卫生机构无形资产的含义;

◇熟悉基层医疗卫生机构无形资产计价的方法；
◇学会基层医疗卫生机构无形资产的核算。

一、无形资产的含义

无形资产是指不具有实物形态而能为基层医疗卫生机构提供某种权利的资产，包括土地使用权、单独计价的应用软件及其他财产权利等。

二、无形资产的计价

（一）基层医疗卫生机构购入的无形资产，按照实际支付的价款计价。无形资产的实际成本包括实际支付的购买价款及相关税费。

（二）基层医疗卫生机构的无形资产在处置（包括转让、核销等）时，按照其账面价值冲销"固定基金——无形资产占用"和"无形资产"账户。

三、无形资产的核算

基层医疗卫生机构为了核算无形资产的增减变动情况，应设置"无形资产"（资产类）科目，借方登记购入无形资产的成本，贷方登记转让、核销的无形资产账面价值，期末借方余额反映基层医疗卫生机构已入账无形资产的账面余额。

"无形资产"科目应按照无形资产的类别和项目设置明细科目。

"无形资产"科目在一般情况下与净资产类科目中的"固定基金——无形资产占用"对应，其对应关系是"方向相反、金额相等、同增同减"。"固定基金——无形资产占用"科目的结构将在净资产一章中详述。

【例4-3】某卫生院没有纳入国库集中支付制度，也没有实行"收支两条线"管理，2013年发生下列有关无形资产业务或事项。

1. 购入财务软件一套，价值20 000元，具体在公共卫生和医疗支出中各列多少有待研究决定，价款通过银行转账支付。

借：待摊支出　　　　　　　　　　　　　20 000
　　贷：银行存款　　　　　　　　　　　　　20 000
同时，
借：无形资产——财务软件　　　　　　　20 000
　　贷：固定基金——无形资产占用　　　　　20 000

2. 上述财务软件经研究决定在医疗支出中列10 000元，在公共卫生支出中列10 000元。

借：医疗卫生支出——医疗支出　　　　　10 000
　　　　　　　　——公共卫生支出　　　　10 000

　　　　贷:待摊支出——财务软件　　　　　　　　　　　　　　　20 000

　　3. 假定上述财务软件由当地政府采购部门用财政设备购置补助资金直接支付。

　　　　借:财政基建设备补助支出　　　　　　　　　　　　　　　20 000

　　　　　　贷:财政补助收入　　　　　　　　　　　　　　　　　　20 000

　　同时,

　　　　借:无形资产——财务软件　　　　　　　　　　　　　　　20 000

　　　　　　贷:固定基金——无形资产占用　　　　　　　　　　　　20 000

　　4. 以前购入的收费软件,价值15 000元,由于管理制度变化现已无使用价值,经批准核销。

　　　　借:固定基金——无形资产占用　　　　　　　　　　　　　15 000

　　　　　　贷:无形资产——收费软件　　　　　　　　　　　　　　15 000

　　5. 假定上述收费软件经批准有偿转让给某卫生服务站使用,该收费软件评估确认价为5 000元。通过银行收到转让价款5 000元。

　　　　借:银行存款　　　　　　　　　　　　　　　　　　　　　5 000

　　　　　　贷:应缴款项　　　　　　　　　　　　　　　　　　　　5 000

　　同时,

　　　　借:固定基金——无形资产占用　　　　　　　　　　　　　15 000

　　　　　　贷:无形资产——收费软件　　　　　　　　　　　　　　15 000

基层医疗卫生机构"无形资产"核算的主要内容如图4-5所示。

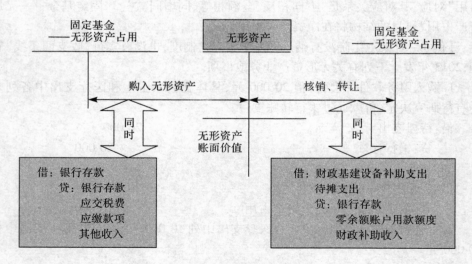

图4-5　"无形资产"核算图

第五章 负 债

负债是指基层医疗卫生机构所承担的能以货币计量、需要以资产或劳务偿还的债务,包括借入款、待结算医疗款、应缴款项、应付账款、预收医疗款、应付职工薪酬、应付社会保障费、应交税费和其他应付款等。负债核算设置的会计科目及其核算内容如表5-1所示。

表5-1   负债类会计科目及其核算内容

科目名称	核算内容
借入款	核算基层医疗卫生机构向银行等金融机构借入的款项。
待结算医疗款	核算实行"收支两条线"管理的基层医疗卫生机构的待结算医疗收费。
应缴款项	核算基层医疗卫生机构按照规定应缴入国库和财政专户的款项。
应付账款	核算基层医疗卫生机构因购买库存物资、固定资产和接受服务供应等应付给供应单位的款项。
预收医疗款	核算基层医疗卫生机构预收的住院病人医疗款和医疗保险机构预付并需结算的医疗保险金。
应付职工薪酬	核算基层医疗卫生机构按照有关规定应付给职工(包括离退休职工)的各种薪酬,包括基本工资、绩效工资等。
应付社会保障费	核算基层医疗卫生机构按照有关规定应付给社会保障机构的各种社会保障费。
应交税费	核算基层医疗卫生机构按照有关税法规定应交纳或代扣代缴的各种税费。
其他应付款	核算基层医疗卫生机构除应缴款项、应付账款、预收医疗款、应付职工薪酬、应付社会保障费、应交税费以外的其他各项应付、暂收款项等。

第一节　收支两条线管理与待结算医疗款

📖 学习目标

◇了解收支两条线管理与待结算医疗款的含义；
◇熟悉收支两条线管理与待结算医疗款之间的关系；
◇学会基层医疗卫生机构待结算医疗款的核算。

一、收支两条线管理的含义

《基层医疗卫生机构财务制度》倡导"有条件的地区可探索对基层医疗卫生机构实行收支两条线管理"。

所谓收支两条线管理，是指具有执收执罚职能的单位，根据国家法律、法规和规章收取的行政事业性收费（含政府性基金）和罚没收入，实行收入与支出两条线管理。即行政事业性收费和罚没收入按规定应全额上缴国库或预算外资金财政专户；执收执罚单位需要使用资金时，由财政部门根据部门综合预算核准后，从国库或预算外资金财政专户拨付。

1. 收费主体是履行或代行政府职能的国家机关、事业单位和社会团体。

2. 罚没主体是指国家行政机关，司法机关和法律、法规授权的机构。

3. 各种收费、罚没项目的设立都必须有法律、法规依据。

4. 收费、罚没收入必须全部上缴财政，作为国家财政收入，纳入财政预算管理。

5. 收费实行收缴分离，罚没实行罚缴分离，即实行执收执罚单位开票、银行缴款、财政统管的模式。

6. 执收执罚单位的开支，由财政部门按批准的预算拨付。

二、待结算医疗款的含义

按照收支两条线管理的规定，基层医疗卫生机构的各项医疗收费应按照当地财政部门的规定全额或按比例上缴财政专户，业务活动所需资金由财政部门按单位预算核拨。

在实行收支两条线管理方式后，基层医疗卫生机构平时收取各项医疗收费在上缴财政专户之前应该将应上缴财政专户的收费先作为基层医疗卫生机构的负债确认，暂时不能确认为基层医疗卫生机构医疗收入。只有当财政专户按照单位预算根据单位用款申请返还后,基层医疗卫生机构才能按照财政专户返还的收入确认医疗收入;如果基层医疗卫生机构收费实行按比例上缴财政专户的方式,在月底结算时按规定留归单位的部分直接确认为医疗收入。

待结算医疗款就是指基层医疗卫生机构在实行收支两条线管理方式后收取的待结算医疗收费。

三、待结算医疗款的核算

基层医疗卫生机构为了核算待结算医疗收费的收取与结算情况,应设置"待结算医疗款"(负债类)科目,贷方登记按照有关规定计算确定的门诊和住院病人医疗款金额,借方登记按照有关规定在期末或规定时间确定的上缴金额,期末贷方余额反映基层医疗卫生机构的尚未确定应上缴或留用的医疗收费。

"待结算医疗款"科目应设置"门诊收费"和"住院收费"一级明细科目。

"门诊收费"一级明细科目核算基层医疗卫生机构为门诊病人提供医疗服务发生的待结算医疗收费;"住院收费"一级明细科目核算基层医疗卫生机构为住院病人提供医疗服务发生的待结算医疗收费。

"门诊收费"和"住院收费"一级明细科目下二级明细科目的设置如表5－2所示。

表5－2　　　　　　　　"待结算医疗款"明细科目的设置

一级明细科目	二级明细科目	
门诊收费	挂号收费	
	诊察收费	
	检查收费	
	药品收费	西药
		中成药
		中草药
	卫材收费	
	一般诊疗费收费	
	治疗收费	
	手术收费	
	化验收费	
	其他门诊收费	

一级明细科目	二级明细科目	
住院收费	床位收费	
	诊察收费	
	检查收费	
	药品收费	西药
		中成药
		中草药
	卫材收费	
	一般诊疗费收费	
	治疗收费	
	手术收费	
	化验收费	
	护理收费	
	其他住院收费	

【例5－1】某卫生院实行收支两条线管理,2013年7月1日发生下列有关待结算医疗收费的业务或事项(财政部门规定卫生院应于月底将本月医疗收费全额上缴)。

1.门诊收费处报来当日"门诊收费日报表"(如表5－3所示),同时交来现金等有关凭证。

表 5 - 3 　　　　　　　　　　　　　　**某卫生院门诊收费日报表**

时间:2013 年 7 月 1 日 　　　　　　　　　　　　　　　　　　　单位:元

收费项目	金额			
挂号收费	315			
诊察收费	421			
检查收费	632			
化验收费	231			
治疗收费	341	其中:		
手术收费	965			
药品收费	3 333		现金:	500
			银行转账:	1 000
其中:西药	2 423		结算欠费:	500
中成药	750		应收医疗保险金:	4 723
中草药	160			
卫材收费	331			
一般诊疗费收费				
其他门诊收费	154			
本日收费合计	6 723			

借:库存现金 　　　　　　　　　　　　　　　　　　　　　　　500
　　银行存款 　　　　　　　　　　　　　　　　　　　　　　1 000
　　应收医疗款——结算欠费——某患者 　　　　　　　　　　500
　　　　　　　——应收医疗保险金 　　　　　　　　　　　4 723
　贷:待结算医疗款——门诊收费——挂号收费 　　　　　　　315
　　　　　　　　　　　　　　　——诊察收费 　　　　　　　421
　　　　　　　　　　　　　　　——检查收费 　　　　　　　632
　　　　　　　　　　　　　　　——化验收费 　　　　　　　231
　　　　　　　　　　　　　　　——治疗收费 　　　　　　　341
　　　　　　　　　　　　　　　——手术收费 　　　　　　　965
　　　　　　　　　　　　　　　——药品收费——西药 　　2 423
　　　　　　　　　　　　　　　　　　　　　——中成药 　　750
　　　　　　　　　　　　　　　　　　　　　——中草药 　　160

——卫材收费	331
——其他门诊收费	154

2. 住院收费处报来当日"出院病人结算单"（如表 5 – 4 所示），同时交来患者补交的现金等有关凭证。

表 5 – 4 　　　　　　　　　　某卫生院出院病人结算单

患者姓名：某患者　　　　　　　　　　　　　　　　　　　　住院号：11451234

时间：2013 年 7 月 1 日　　　　　　　　　　　　　　　　　　　　　单位：元

收费项目	金额			
床位收费	625	其中：		
诊察收费	423	住院预交：		1 000
检查收费	412			
化验收费	632			
治疗收费	415	出院补交		
手术收费	653		现金：	500
护理收费	427		银行转账：	
药品收费	2 220	出院退款		
其中：西药	1 221		现金：	
中成药	532		银行转账：	
中草药	467			
卫材收费	563	出院欠费		
一般诊疗费收费			结算欠费：	500
其他住院收费	354		应收医疗保险金：	4 724
本日收费合计	6 724			

借：预收医疗款——某患者	1 000
库存现金	500
应收医疗款——结算欠费——某患者	500
——应收医疗保险金——合疗办	4 724
贷：待结算医疗款——住院收费——床位收费	625
——诊察收费	423
——检查收费	412

——化验收费		632
——治疗收费		415
——手术收费		653
——护理收费		427
——药品收费——西药		1 221
——中成药		532
——中草药		467
——卫材收费		563
——其他住院收费		354

3.7 月 31 日"待结算医疗款"当月发生额汇总表如表 5－5 所示。

表 5－5 　　　　　　　　　"待结算医疗款"汇总表

时间:2013 年 7 月 31 日　　　　　　　　　　　　　　　　　　　单位:元

项目	金额	项目	金额
门诊收费	25 217	住院收费	51 303
其中:挂号收费	2 345	其中:床位收费	2 332
诊察收费	2 527	诊察收费	7 865
检查收费	2 341	检查收费	4 532
化验收费	2 314	化验收费	6 523
治疗收费	1 743	治疗收费	3 214
手术收费	643	手术收费	2 314
药品收费	10 145	护理收费	2 168
其中:西药	6 204	药品收费	17 844
中成药	2 758	其中:西药	8 965
中草药	1 183	中成药	4 312
卫材收费	1 721	中草药	4 567
一般诊疗费收费		卫材收费	1 376
其他门诊收费	1 438	一般诊疗费收费	
		其他住院收费	3 135
合计			76 520

（1）将"待结算医疗款"全额转到"应缴款项——应缴医疗款"：

借：待结算医疗款——门诊收费——挂号收费	2 345
——诊察收费	2 527
——检查收费	2 341
——化验收费	2 314
——治疗收费	1 743
——手术收费	643
——药品收费——西药	6 204
——中成药	2 758
——中草药	1 183
——卫材收费	1 721
——其他门诊收费	1 438
——住院收费——床位收费	2 332
——诊察收费	7 865
——检查收费	4 532
——化验收费	6 523
——治疗收费	3 214
——手术收费	2 314
——护理收费	2 168
——药品收费——西药	8 965
——中成药	4 312
——中草药	4 567
——卫材收费	1 376
——其他住院收费	3 135
贷：应缴款项——应缴医疗款	76 520

（2）上缴财政专户：

借：应缴款项——应缴医疗款	76 520
贷：银行存款	76 520

4.合疗办采用医疗保险总额预付且不需结算的方式为参保人员购买医疗服务，向卫生院支付医疗保险金 50 000 元，该款项已经通过银行收到。

借：银行存款	50 000
贷：待结算医疗款（明细科目略）	50 000

说明：可用本年度医疗收入中各明细科目数额所占比例推算待结算医疗款明细科目应计数额。如果本年度尚没有发生医疗费用，可计算上一年度各项医疗收

入占全年医疗收入的比例,以此为系数分别乘以收到的采用医疗保险总额预付且不需结算的医疗保险金,以确认各明细科目的收入。

"待结算医疗款"核算的内容如图5－1、图5－2所示。

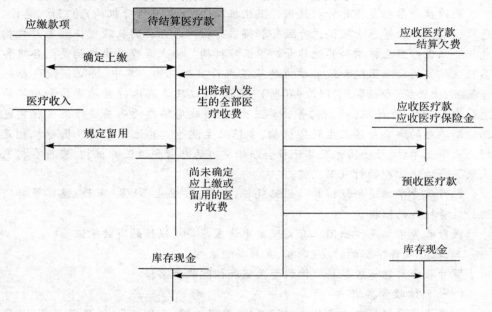

图5－1　"待结算医疗款"核算图(与住院病人结算)

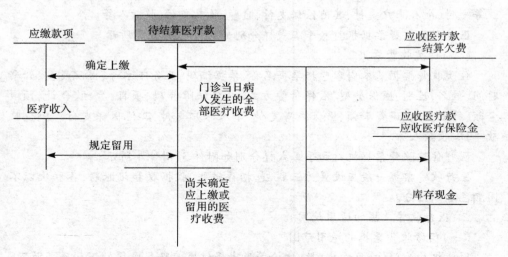

图5－2　"待结算医疗款"核算图(与门诊病人结算)

【知识拓展5-1】

医疗收费票据简介

一、医疗收费票据的定义与性质

医疗收费票据是指非营利性医疗卫生机构(以下简称医疗机构)为门诊、急诊、急救、住院、体检等患者提供医疗服务取得医疗收入时开具的收款凭证。医疗机构包括公立医疗卫生机构和其他非营利性医疗机构。公立医疗卫生机构是指各级各类独立核算的公立医院和政府举办的基层医疗卫生机构。其中,公立医院包括综合医院、中医院、专科医院、门诊部(所)、疗养院,以及具有医疗救治资质和功能的急救中心、妇幼保健院(所、站)等公共卫生机构;政府举办的基层医疗卫生机构包括政府举办的城市社区卫生服务机构、乡镇卫生院等。其他非营利性医疗机构是指企业事业单位、社会团体及其他社会组织举办的非营利性医疗机构,实行乡村卫生服务一体化管理的村级卫生室。

医疗收费票据是会计核算的原始凭证,是财政、卫生、社保、审计、监察等部门进行监督检查的依据。

医疗收费票据是按照国家有关规定申请医疗费用报销的有效凭证。

二、医疗收费票据的种类、内容、式样与联次

医疗收费票据一般包括门诊收费票据和住院收费票据。

(一)门诊收费票据

门诊收费票据基本内容包括票据名称、票据编码、业务流水号、医院类型、开票时间、姓名、性别、医保类型、医保付费方式、社会保障号码、项目、金额、合计、医保统筹支付、个人账户支付、其他医保支付、自费、收款单位、收款人等。

医疗门诊收费票据机打和手工式样分别如附件1、附件2所示。

(二)住院收费票据

住院收费票据基本内容包括票据名称、票据编码、业务流水号、医院类型、开票时间、姓名、性别、医保类型、医保付费方式、社会保障号码、项目、金额、合计、预缴金额、补缴金额、退费金额、医保统筹支付、个人账户支付、其他医保支付、自费、收款单位、收款人等。

医疗住院收费票据机打和手工式样分别如附件3、附件4所示。

医疗收费票据一般应设置为三联,包括存根联、收据联和记账联,各联次以不同颜色加以区分。

三、医疗收费票据的适用范围

(一)门诊收费票据的适用范围

医疗机构为门诊、急诊、急救、体检等患者提供医疗服务取得的下列医疗收入,应当使用门诊收费票据:(1)诊察费;(2)检查费;(3)化验费;(4)治疗费;(5)手术

费;(6)卫生材料费;(7)药品费,包括西药费、中草药费、中成药费;(8)药事服务费;(9)一般诊疗费;(10)其他门诊收费。门急诊留院观察患者收费使用门诊收费票据。

(二)住院收费票据的适用范围

医疗机构为住院患者提供医疗服务所取得的下列医疗收入,应当使用住院收费票据:(1)床位费;(2)诊察费;(3)检查费;(4)化验费;(5)治疗费;(6)手术费;(7)护理费;(8)卫生材料费;(9)药品费,包括西药费、中草药费、中成药费;(10)药事服务费;(11)一般诊疗费;(12)其他住院收费。

门诊收费票据和住院收费票据应当按规定用途使用,不得串用。

(三)不得使用医疗收费票据的收入

下列收入,不得使用医疗收费票据:(1)住院押金、预收诊疗费等预收款项;(2)财政补助收入,即医疗机构从财政部门取得的补助收入;(3)上级补助收入,即医疗机构从主管部门或上级单位等取得的补助收入;(4)科教项目收入,即医疗机构取得的除财政补助收入外专门用于科研、教学项目的补助收入;(5)其他收入,即开展医疗业务、教科项目之外的活动取得的收入,如培训费、租金、食堂收费、投资收益、财产物资盘盈、接受捐赠等。

资料来源:根据财政部、卫生部《医疗收费票据使用管理办法》(财综〔2012〕73号)整理。

附件 1：医疗门诊收费票据（机打）式样

××省（自治区、直辖市）医疗门诊收费票据（机打）

NO.0000000000

业务流水号：

医院类型：

姓名：　　性别：　　医保类型：　　医保付费方式：　　社会保障号码：

年　　月　　日

项目/规格	报销类别	数量	金额	自费自理	其中:医保政策范围外自费

合计（大写）：　　　　　　　　　　　　　　￥：

医保统筹支付：　个人账户支付：　其他医保支付：　自费：　其中，医保政策范围外自费：

收款单位（章）：　　　　　　　　　　　收款人（签章）：

第一联 收据联　第二联 记账联 盖章有效　第三联 存根联 遗失不补

附件2：医疗门诊收费票据（手工）式样

×x省（自治区、直辖市）医疗门诊收费票据（手工）

业务流水号：　　　　　　医院类型：　　　　　　性别：　　　　　　医保类型：　　　　　　医保付费方式：　　　　　　社会保障号码：

年　月　日　　　　　　　　　　　　　　　　　NO. 0000000000

项目	金额（元）	项目	金额（元）	项目	金额（元）	项目	金额（元）
诊察费		检查费		化验费		治疗费		手术费	
卫生材料费		西药费		中草药费		中成药费		药事服务费	
一般诊疗费									
合计（大写）						￥			

姓名

医保统筹支付：　　　　个人账户支付：　　　　其他医保支付：　　　　自费：　　　　其中，医保政策范围外自费：

收款单位（章）：　　　　　　　　　　　　　　　　　　　收款人（签章）：

第一联 收据联

第二联 记账联 盖章有效

第三联 存根联 遗失不补

附件3：医疗住院收费票据（机打）式样

××省（自治区、直辖市）医疗住院收费票据（机打）

业务流水号：　　　　　　　　　　　　　　　　　　　　　NO.0000000000

医院类型：　　　　　　　　　　社会保障号码：

| 姓名： | 性别： | 医保类型： | 医保付费方式： | 年　月　日 |

收费项目	金额	自费自理 其中：医保政策范围外自费	收费项目	金额	自费自理 其中：医保政策范围外自费

预缴金额：　　　　　　　补缴金额：　　　　　　　退费金额：

合计（大写）：　　　　　　　　　　　　　　　　￥：

医保统筹支付：　　　个人账户支付：　　　其他医保支付：　　　自费：　　　其中，医保政策范围外自费：

收款单位（章）：　　　　　　　　　　　　　　　　收款人（签章）：

第一联 收据联
第二联 记账联
第三联 存根联 盖章有效
遗失不补

附件 4：医疗住院收费票据（手工）式样

×× 省（自治区、直辖市）医疗住院收费票据（手工）

业务流水号：

医院类型：　　　　　　　　　年　月　日　　　　　社会保障号码：　　　　　　NO. 0000000000

姓名		性别		医保类型		医保付费方式		社会保障号码	
项目	金额（元）	项目	金额（元）	项目	金额（元）	项目	金额（元）	项目	金额（元）
床位费		诊察费		检查费		化验费		治疗费	
手术费		护理费		卫生材料费		西药费		中草药费	
中成药费		药事服务费		一般诊疗费					

预缴金额：　　　　　　　　补缴金额：　　　　　　　　　　　　　　　　　退费金额：

合计（大写）：　　　　　　　　　　　　　　　¥：

医保统筹支付：　　个人账户支付：　　其他医保支付：　　自费：　　　其中，医保政策范围外自费：

收款单位（章）：　　　　　　　　　　　收款人（签章）：

第二节 应付及预收款项

📑 学习目标

◇了解基层医疗卫生机构应付及预收款项的含义；
◇学会应付账款、预收医疗款、应付职工薪酬、应付社会保障费和其他应付
款的核算。

一、应付账款

应付账款是指基层医疗卫生机构因购买库存物资、固定资产和接受服务供应
等应付给供应单位的款项。

基层医疗卫生机构为了核算应付账款的发生及结算情况,应设置"应付账款"
(负债类)科目,贷方登记发生的应付账款,借方登记偿付的应付账款,期末贷方余
额反映基层医疗卫生机构尚未偿付的应付账款。

"应付账款"科目应按照债权人设置明细科目。

【例5-2】某卫生院未纳入国库集中支付制度,2013年发生下列有关应付账款
的业务或事项。

1. 从某医药公司购入某种卫生材料一批,价值共计5 120元,卫生材料已验收
入库,货款尚未支付。

借:库存物资——卫生材料——某种卫生材料   5 120
  贷:应付账款——某医药公司   5 120

2. 开出转账支票支付上述某医药公司的卫生材料款5 120元。

借:应付账款——某医药公司   5 120
  贷:银行存款   5 120

3. 应付某公司的药品款1 215元已逾3年,现仍无法支付,经批准列收。

借:应付账款——某公司   1 215
  贷:其他收入——无主财物   1 215

二、预收医疗款

预收医疗款是指基层医疗卫生机构预收的住院病人医疗款和医疗保险机构预
付并需结算的医疗保险金。

基层医疗卫生机构为了核算预收医疗款的发生与结算情况,应设置"预收医疗款"(负债类)科目,贷方登记收到住院病人预交的医疗款或医疗保险机构预付并需结算的医疗保险金,借方登记与住院病人结算的医疗款或与医疗保险机构结算的医疗保险金,期末贷方余额反映基层医疗卫生机构向住院病人和医疗保险机构预收但尚未结算的款项。

"预收医疗款"科目应按照住院病人和预付医疗保险金的医疗保险机构设置明细科目。

【例5-3】某卫生院未纳入"收支两条线"管理,2013年某月发生下列有关预收医疗款的业务或事项。

1. 住院收费员以现金交来当日进院患者预交款4 000元,其中患者甲、乙、丙、丁各1 000元。

借:库存现金　　　　　　　　　　　　　　　　4 000
　　贷:预收医疗款——患者甲　　　　　　　　　　1 000
　　　　　　　　　　——患者乙　　　　　　　　　1 000
　　　　　　　　　　——患者丙　　　　　　　　　1 000
　　　　　　　　　　——患者丁　　　　　　　　　1 000

2. 收到银行到账通知,合疗办转来预付并需结算的医疗保险金10 000元。

借:银行存款　　　　　　　　　　　　　　　　10 000
　　贷:预收医疗款——合疗办　　　　　　　　　　10 000

3. 住院收费员报来某患者出院结算单,该患者在院期间共发生住院费用6 630元(明细项目略),其中:医疗保险金负担4 630元,个人负担2 000元。该患者入院时预交2 000元。

借:预收医疗款——某患者　　　　　　　　　　　2 000
　　应收医疗款——应收医疗保险金　　　　　　　4 630
　　贷:医疗收入——住院收入(明细科目略)　　　6 630

三、应付职工薪酬和应付社会保障费

应付职工薪酬是指基层医疗卫生机构按照有关规定应付给职工(包括离退休职工)的各种薪酬,包括基本工资、绩效工资等。

应付社会保障费是指基层医疗卫生机构按照有关规定应付给社会保障机构的各种社会保障费。

基层医疗卫生机构为了核算应付职工薪酬的计算分配及支付情况,应设置"应付职工薪酬"(负债类)科目,贷方登记计算的职工薪酬及应从应付职工薪酬中代扣代缴的各种款项,借方登记实际支付的金额,期末贷方余额反映基层医疗卫生机

构应付未付的职工薪酬。

"应付职工薪酬"科目应按照有关规定设置明细科目。

基层医疗卫生机构为了核算应付社会保障费的计提和支付情况,应设置"应付社会保障费"(负债类)科目,贷方登记应从应付职工薪酬中代扣代缴的社会保障费以及计算确定的单位应为职工缴纳的社会保障费,借方登记实际支付的金额,期末贷方余额反映基层医疗卫生机构应付未付社会保障机构的社会保障费。

"应付社会保障费"科目应按照社会保障费类别设置明细科目。

【例5-4】某卫生院职工工资及各项社会保障费全部纳入国库直接支付,2013年某月发生下列有关应付职工薪酬及应付社会保障费的业务或事项。

1. 本月职工基本工资共15 000元,其中:基本医疗人员8 000元,公共卫生服务人员5 000元,其他人员2 000元。

借:医疗卫生支出——医疗支出——人员经费——基本工资　　　8 000
　　　　　　　　——公共卫生支出——人员经费——基本工资　5 000
　　待摊支出——人员经费——基本工资　　　　　　　　　　2 000
　　贷:应付职工薪酬——基本工资　　　　　　　　　　　　　　15 000

2. 本月代扣个人应负担的医疗保险金2 200元。

借:应付职工薪酬——基本工资　　　　　　　　　2 200
　　贷:应付社会保障费——医疗保险金　　　　　　　　2 200

3. 本月应由单位负担的医疗保险金为1 830元,其中:基本医疗部门1 210元,公共卫生服务部门410元,其他210元。

借:医疗卫生支出——医疗支出——人员经费——社会保障缴费　1 210
　　　　　　　　——公共卫生支出——人员经费——社会保障缴费　410
　　待摊支出——人员经费——社会保障缴费　　　　　　　　210
　　贷:应付社会保障费——医疗保险金　　　　　　　　　　　1 830

4. 本月代扣的个人所得税为480元。

借:应付职工薪酬——基本工资　　　　　　　　　480
　　贷:应交税费——应交个人所得税　　　　　　　　480

5. 收到工资代发银行转来的"财政直接支付通知书"及盖章转回的工资发放表。

借:应付职工薪酬——基本工资　　　　　　　　　12 320
　　应付社会保障费——医疗保险金　　　　　　　　4 030
　　应交税费——应交个人所得税　　　　　　　　480
　　贷:财政补助收入(财政直接支付)　　　　　　　　16 830

四、其他应付款

其他应付款是指基层医疗卫生机构除应缴款项、应付账款、预收医疗款、应付职工薪酬、应付社会保障费、应交税费以外的其他各项应付、暂收款项等。

基层医疗卫生机构为了核算其他应付款的发生与结算情况，应设置"其他应付款"（负债类）科目，贷方登记发生的各项应付、暂收款项，借方登记结算的各项应付、暂收款项，期末贷方余额反映基层医疗卫生机构尚未支付的其他应付款项。

"其他应付款"科目应按照应付和暂收款项的类别、单位或个人设置明细科目。

【例 5-5】某卫生院未纳入国库集中支付制度，也未实行"收支两条线"管理，2013 年发生下列有关其他应付款的业务或事项。

1. 为职工订购职称考试资料，预收资料费 1 000 元。

借：库存现金   1 000

    贷：其他应付款——资料费   1 000

2. 开出转账支票为职工支付职称考试资料费 1 500 元。

借：其他应收款——资料费   1 500

    贷：银行存款   1 500

3. 资料已经发放，职工交来余款 500 元。

借：其他应付款——资料费   1 000

     库存现金   500

    贷：其他应收款——资料费   1 500

4. 以前年度预收的资料费与购买价格之差 100 元已逾 3 年，现无法辨认退款对象，经批准列收。

借：其他应付款——资料费   100

    贷：其他收入——无主财物   100

【知识拓展 5-2】

医疗机构债权和债务控制的要求

一、建立健全债权和债务管理制度和岗位责任制。明确相关岗位的职责和权限，确保业务经办与会计记录、出纳与会计记录、业务经办与审批、总账与明细账核算、审查与记录等不相容职务相互分离，合理设置岗位，加强制约和监督。

医疗机构不得由一人办理债权或债务业务的全过程。

二、加强债权控制。明确债权审批权限，健全审批手续，实行责任追究制度，对发生的大额债权必须要有保全措施。建立清欠核对报告制度，定期清理，并进行债权账龄分析，采取函证、对账等形式加强催收管理和会计核算，定期将债权情况编制报表向医疗机构领导报告。

三、建立健全应收款项、预付款项和备用金的催收、清理制度,严格审批,及时清理。

四、建立健全病人预交住院金、应收在院病人医药费、医疗欠费管理控制制度。

(一)每日进行住院结算凭证、住院结算日报表和在院病人医药费明细账卡的核对;

(二)每月核对预收医疗款的结算情况;

(三)加强应收医疗款的控制与管理,健全催收款机制,欠费核销按规定报批。

五、加强债务控制。要充分考虑资产总额及构成、还款能力、对医疗机构可持续发展的影响等因素,严格控制借债规模。大额债务发生必须经领导集体决策,审批人必须在职责权限范围内审批。

六、建立债务授权审批、合同、付款和清理结算的控制制度。定期进行债务清理,编制债务账龄分析报告,及时清偿债务,防范和控制财务风险。

资料来源:卫生部《医疗机构财务会计内部控制规定(试行)》(卫规财发〔2006〕227号)。

第三节　借入款和应缴款

📖 学习目标

◇了解借入款、应缴款项和应交税费的含义;

◇学会借入款、应缴款项和应交税费的核算。

一、借入款

借入款是指基层医疗卫生机构向银行等金融机构借入的款项。

基层医疗卫生机构为了核算借入款本金的借入和归还情况,应设置"借入款"(负债类)科目,贷方登记借入款的本金数,借方登记归还的借入款的本金数,期末贷方余额反映基层医疗卫生机构尚未偿还的借入款本金。

"借入款"科目应按照贷款单位和贷款种类设置明细科目。

【例5-6】某卫生院2013年发生下列有关借入款的业务或事项。

1. 从某银行取得为期半年的短期贷款10 000元,月利率为0.5%。

借:银行存款　　　　　　　　　　　　　　10 000

　　贷:借入款——某银行　　　　　　　　　　　　　10 000

2. 支付上述贷款的半年利息 300 元。

借:其他支出——利息支出   300

    贷:银行存款   300

3. 归还上述借款的本金 10 000 元。

借:借入款——某银行   10 000

    贷:银行存款   10 000

二、应缴款项

应缴款项是指基层医疗卫生机构按照规定应缴入国库和财政专户的款项。

基层医疗卫生机构为了核算应缴款项的取得与上缴情况,应设置"应缴款项"(负债类)科目,贷方登记收到或计算确定的应上缴医疗款等,借方登记已上缴的款项,期末贷方余额反映基层医疗卫生机构的应缴未缴款项。

"应缴款项"科目应按照"应缴医疗款"、"应缴资产处置收益"等应缴款项类别设置明细科目。

【例 5 – 7】某卫生院实行"收支两条线"管理,2013 年发生下列有关应缴款项的业务或事项。

1. 经批准,将账面价值 5 800 元的一台一般设备变价出售,通过银行收到变价款 1 000 元。

借:银行存款   1 000

    贷:应缴款项——固定资产变价收入   1 000

同时,

借:固定基金——固定资产占用   5 800

    贷:固定资产——一般设备——某设备   5 800

2. 某患者租用救护车,以现金交来租金 200 元。

借:库存现金   200

    贷:应缴款项——救护车收入   200

3. 办公室变卖过期期刊,以现金交来变价款 100 元。

借:库存现金   100

    贷:应缴款项——废品变价收入   100

4. 期末,将本期"应缴款项"账户累计发生额 6 100 元上缴(明细项目略)。

借:应缴款项(明细科目略)   6 100

    贷:银行存款   6 100

三、应交税费

应交税费是指基层医疗卫生机构按照有关税法规定应缴纳或代扣代缴的各种税费。

基层医疗卫生机构为了核算应交税费代扣、计提及上缴情况,应设置"应交税费"(负债类)科目,贷方登记代扣、计提的各种税费,借方登记上缴的各种税费,期末贷方余额反映基层医疗卫生机构尚未缴纳的税费。

"应交税费"科目应按照应交税费种类设置明细科目。

基层医疗卫生机构应缴纳的印花税直接通过"其他支出"科目核算,不在本科目核算。

【例5-8】某卫生院 2013 年发生下列有关应交税费的业务或事项。

1. 某月计算出应代扣代缴的个人所得税 1 965 元。

借:应付职工薪酬——基本工资　　　　　　　　　　1 965
　　贷:应交税费——应交个人所得税　　　　　　　　　　1 965

2. 将上述代扣的个人所得税通过银行转账缴库。

借:应交税费——个人所得税　　　　　　　　　　　　1 965
　　贷:银行存款　　　　　　　　　　　　　　　　　　1 965

【知识拓展5-3】

个人所得税计算方法

一、工资、薪金所得适用个人所得税税率表及扣除标准

个人所得税税率表(工资、薪金所得适用)

级数	全月应纳税所得额	税率(%)	速算扣除数(元)
1	不超过 1 500 元	3	0
2	超过 1 500 元至 4 500 元的部分	10	105
3	超过 4 500 元至 9 000 元的部分	20	555
4	超过 9 000 元至 35 000 元的部分	25	1 005
5	超过 35 000 元至 55 000 元的部分	30	2 755
6	超过 55 000 元至 80 000 元的部分	35	5 505
7	超过 80 000 元的部分	45	13 505

注:本表所称全月应纳税所得额是指依照《个人所得税法》的规定,以每月收入额减除费用 3 500 元以及附加减除费用后的余额。

二、个人月工资、薪金收入应纳个人所得税计算方法

应纳个人所得税额＝全月应纳税所得额×适用税率－速算扣除数

全月应纳税所得额＝（应发工资－"三险一金"）－3 500

实发工资＝应发工资－"三险一金"－应纳个人所得税额

"三险一金"分别指基本养老保险、基本医疗保险、失业保险和住房公积金。

例：某人的某月工资收入扣除"三险一金"后为7 200元。

某人某月应纳个人所得税额＝（7 200－3 500）×10%－105＝265（元）

三、各种奖金及全年一次性奖金发放应纳个人所得税计算方法

1.《国家税务总局关于调整个人取得全年一次性奖金等计算征收个人所得税方法问题的通知》（国税发〔2005〕9号文件）规定：对半年奖、季度奖、加班奖、先进奖、考勤奖等全年一次性奖金以外的其他各种名目奖金，一律与当月工资、薪金收入合并，按税法规定缴纳个人所得税。

例：某职工孙某，每月取得基本工资2 500元，2011年10月取得半年先进职工奖1 000元，当月还取得三季度奖5 000元，每月正常取得加班奖300元，考勤奖200元。

孙某10月份应纳个人所得税额＝（2 500＋1 000＋5 000＋300＋200－3 500）×20%－555＝545（元）

2.《国家税务总局关于调整个人取得全年一次性奖金等计算征收个人所得税方法问题的通知》（国税发〔2005〕9号文件）规定：对年终加薪、实行年薪制和绩效工资办法的单位根据考核情况兑现的年薪和绩效工资等全年一次性奖金，按收入全额分摊至12个月的数额定适用税率，再按规定方法计算应缴税额。即先将职工当月内取得的全年一次性奖金及适用税率和速算扣除数计算应纳税额。

应纳税额＝职工当月取得的全年一次性奖金×适用税率－速算扣除数

根据2011年9月修订的个人所得税法，全年一次性奖金的计税方法没有做出调整，计算方法分两种情况：

①月工资超过3 500元，全年一次性奖金除以12个月，按照得出的数额找出所对应的税率，然后用奖金全额乘税率减速算扣除数，就是最终需要缴纳的税款额。

应纳个人所得税额＝全年一次性奖金×适用税率－速算扣除数

②月工资不足3 500元，这时需要将工资与全年一次性奖金相加后，减去3 500元，得出的数额再除以12个月，找出相应的税率，然后用这一数额乘税率减速算扣除数，得出需要缴纳的税款额。

全年一次性奖金应税金额＝全年一次性奖金－（3 500－月工资）

应纳个人所得税额＝全年一次性奖金应税金额×适用税率－速算扣除数

③在发放第十三个月工资同时发放全年一次性奖金时，将所发的第十三个月

工资与全年一次性奖金合并除以 12 个月,然后用这一数额乘税率减速算扣除数,得出需要缴纳的税款额。

全年一次性奖金应税金额 = 全年一次性奖金 + 第十三个月工资

应纳个人所得税额 = 全年一次性奖金应税金额 × 适用税率 - 速算扣除数

注意事项:在一个纳税年度,对每一个纳税人,上述计税方法只允许采用一次。

【知识拓展 5 - 4】

过节期间收入如何纳税?

随着中秋节、国庆节的临近,很多人开始盘算自己的各种收入,那么,节假日期间一般会有哪些收入,又该如何纳税呢?

加班费:根据我国劳动法的规定,用人单位在休息日安排劳动者工作又不能安排补休的,支付不低于工资 200% 的工资报酬;在法定休假日安排劳动者工作的,支付不低于工资 300% 的工资报酬。

根据税务部门的相关解释,个人在国庆、"五一"等法定节假日加班所取得的两倍或三倍加班工资,不属于可免征个人所得税的补贴、津贴,也要依法纳税。

过节费:过节费一般是用人单位在法定休假日于正常工资之外发给员工的额外收入。《中华人民共和国个人所得税法实施条例》第八条规定:"工资、薪金所得,是指个人因任职或者受雇而取得的工资、薪金、奖金、年终加薪、劳动分红、津贴、补贴以及与任职或者受雇有关的其他所得。"根据税务部门的解释,过节费属于工资、薪金所得,应该按当月工资、薪金所得纳税。

福利收入:节假日期间,部分用人单位会在正常的工资、薪金之外向员工发放各种福利,这种福利收入多种多样,包括现金、实物甚至各种休闲活动等。

《中华人民共和国个人所得税法》第四条规定:福利费、抚恤金、救济金等收入免纳个人所得税。而《中华人民共和国个人所得税法实施条例》第十四条对福利费的范围进行了明确:"税法第四条第四项所说的福利费,是指根据国家有关规定,从企业、事业单位、国家机关、社会团体提留的福利费或者工会经费中支付给个人的生活补助费。"因此,只有符合上述规定的福利收入才可以免纳个人所得税,其他福利收入,包括实物等,均应折合成现金收入后纳税。

资料来源:中华会计网校 http://www.chinaacc.com,2012 - 09 - 24.

第六章　单位预算管理

第一节　单位预算管理概述

📖 学习目标

◇了解基层医疗卫生机构预算的含义；
◇熟悉政府对基层医疗卫生机构的预算管理办法；
◇掌握政府对基层医疗卫生机构的财政补助政策。

一、单位预算的含义

预算是指基层医疗卫生机构按照国家有关规定,根据事业发展计划和任务编制的年度财务收支计划。

基层医疗卫生机构预算由收入预算和支出预算组成。基层医疗卫生机构所有收支均应纳入预算管理。

二、单位预算管理办法

政府对基层医疗卫生机构实行"核定任务、核定收支、绩效考核补助、超支不补、结余按规定使用"的预算管理办法。

(一)核定任务是指主管部门和财政部门根据国家卫生发展规划和政策,结合当地卫生事业发展计划和区域卫生规划,充分考虑基层医疗卫生机构的功能定位、技术条件、服务能力等因素,对基层医疗卫生机构核定年度内应提供、完成的基本医疗卫生和公共卫生服务的工作量。"核定任务"的含义如图 6-1 所示。

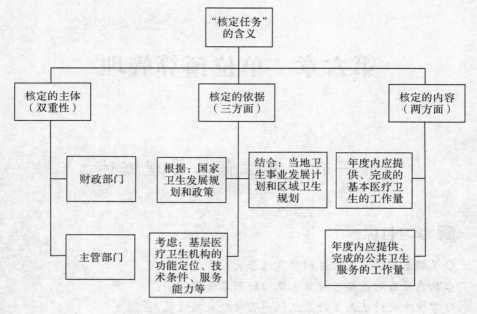

图6-1 "核定任务"含义图

(二)核定收支是指主管部门和财政部门根据基层医疗卫生机构的不同规模、服务能力以及其承担的基本医疗卫生和公共卫生服务任务核定年度收支计划。

1.在核定经常性收入方面,医疗服务收入根据前几年医疗服务平均收入情况,并综合考虑影响医疗服务收入的特殊因素核定;基本公共卫生服务补助收入根据服务人口,单位综合服务成本及核定的公共卫生服务任务的数量、质量核定。

2.在核定经常性支出方面,可以按人员、业务经费分项定额核定,即人员经费按定员定额的方式核定,核定工资水平要与当地事业单位工作人员平均工资水平相衔接;业务经费根据核定的基本医疗服务和基本公共卫生服务任务的数量、质量和成本定额(剔除人力成本)等综合核定。

也可以根据核定的基本医疗服务和基本公共卫生服务任务的数量、质量及单位综合服务成本,综合考虑以前年度支出水平和有关特殊因素,分别核定基本医疗服务和基本公共卫生服务支出预算额度。

3.药品支出和收入根据药品采购价格和合理用药数量等额核定。

4.其他支出和收入根据以前年度水平并扣除不合理因素核定。

核定经常性收支时要充分考虑基层医疗卫生机构取消药品加成后减少的收入等合理的收支增减因素。

（三）绩效考核补助依据绩效考核结果核定对经常性收支差额补助数额。"核定收支"及"经常性收支差额"的内容如图6－2所示。

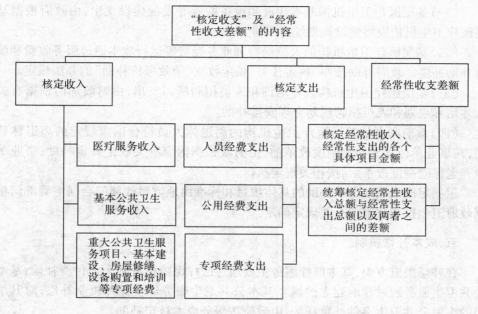

图6－2 "核定收支"及"经常性收支差额"内容图

（四）超支不补是指基层医疗卫生机构的收支预算经财政部门和主管部门核定后,必须按照预算执行,采取措施增收节支,除特殊原因外,对超支部分财政部门和主管部门不再追加补助。

（五）结余按规定使用是指基层医疗卫生机构业务收支结余,除财政补助收支结转（余）等限定用途的资金按规定使用外,结余按规定进行分配。

三、政府补助范围

按照财政部《关于完善政府卫生投入政策的意见》（财社〔2009〕66号）的规定:对政府举办的社区卫生服务中心（站）和乡镇卫生院等基层医疗卫生机构,要在严格界定功能和任务、核定人员编制、核定收支范围和标准、转变运行机制的同时,由政府负责按国家规定核定的基本建设、设备购置、人员经费和其承担的公共卫生服务的业务经费,使其正常运行。

四、政府补助方式

政府在对基层医疗卫生机构严格界定服务功能,明确使用适宜设备、适宜技术

和国家基本药物,核定任务和收支的基础上,采取定项定额或绩效考核等方式核定补助,具体有以下四种情况:

(一)基层医疗卫生机构基本建设和设备购置等发展建设支出,由政府根据基层医疗卫生机构发展建设规划统筹安排。

(二)基层医疗卫生机构的人员经费和业务经费等运行成本通过服务收费和政府补助补偿。政府补助按照"核定任务、核定收支、绩效考核补助"的办法核定。

(三)基层医疗卫生机构人才培训和人员招聘所需支出,由财政部门根据有关人才培养规划和人员招聘规划合理安排补助。

(四)政府举办的基层医疗卫生机构的离退休人员符合国家规定的离退休费用,在事业单位养老保险制度改革前,由财政根据国家有关规定核定补助;事业单位养老保险制度改革后,按相关规定执行。

定项定额或绩效考核补助的具体项目和标准由地方财政部门会同主管部门根据政府卫生投入政策的有关规定确定。

五、成本补偿机制

在补偿渠道方面,基本医疗服务主要通过医疗保障付费和个人付费补偿;基本公共卫生服务通过政府建立的城乡基本公共卫生服务经费保障机制补偿;对其承担的突发公共卫生事件处置任务,由政府按服务成本核定补助。

对核定的经常性收入不足以弥补核定的经常性支出的基层医疗卫生机构,差额部分由政府在预算中予以足额安排,并在对其任务完成情况、患者满意度、居民健康改善状况等进行综合绩效考核的基础上,采取预拨和结算相结合的方式予以拨付。

另外,根据各地近年来对基层医疗卫生机构的预算管理方式进行的有益探索和尝试,财政部等五部委发布的《关于完善政府卫生投入政策的意见》(财社〔2009〕66号)同时提出:探索对基层医疗卫生机构实行收支两条线管理,基层医疗卫生机构的基本医疗服务等收入全额上缴,开展基本医疗和公共卫生服务所需经常性支出由财政核定并全额安排。《基层医疗卫生机构财务制度》也相应提出:有条件的地区可探索对基层医疗卫生机构实行收支两条线管理。

【知识拓展6-1】

政府卫生投入的范围和方式

一、健全公共卫生经费保障机制

根据国家基本公共卫生服务项目,建立健全城乡基本公共卫生服务经费保障机制,使城乡居民都能平等享受基本公共卫生服务。对于包括社会力量举办在内的社区卫生服务中心(站)、乡镇卫生院、村卫生室等医疗卫生机构按规定提供基本公共卫生服务项目所需经费,由政府根据其服务人口和提供基本公共卫生服务项目的数量、质量和单位综合服务成本,在全面考核评价的基础上,可采取购买服务等方式核定政府补助。根据经济发展水平和突出公共卫生问题,逐步增加基本公共卫生服务内容,逐步提高人均基本公共卫生服务经费标准。

根据重大疾病预防控制需要和财力可能,合理安排结核病、艾滋病等重大疾病防治,国家免疫规划,农村妇女住院分娩等重大公共卫生项目所需资金。

根据城乡居民公共卫生服务需求和合理划分各类专业公共卫生机构职能的要求,在探索整合、优化人员和设备配置的基础上,建立健全疾病预防控制、健康教育、妇幼卫生、精神卫生、应急救治、采供血、卫生监督、计划生育等专业公共卫生服务网络。专业公共卫生机构所需基本建设、设备购置等发展建设支出由政府根据公共卫生事业发展需要足额安排,所需人员经费、公用经费和业务经费根据人员编制、经费标准、服务任务完成及考核情况由政府预算全额安排。专业公共卫生服务机构按照规定取得的收入,应上缴财政的要全部按国库集中收缴制度规定及时足额上缴国库或财政专户。

二、完善基层医疗卫生机构和公立医院补助政策

1.补助范围

对政府举办的社区卫生服务中心(站)和乡镇卫生院等基层医疗卫生机构,要在严格界定功能和任务、核定人员编制、核定收支范围和标准、转变运行机制的同时,政府负责保障按国家规定核定的基本建设、设备购置、人员经费和其承担的公共卫生服务的业务经费,使其正常运行。支持村卫生室建设,对乡村医生承担的公共卫生服务等任务给予合理补助。

在推进公立医院改革的同时,加大政府对公立医院投入,主要用于基本建设和设备购置、扶持重点学科发展、符合国家规定的离退休人员费用、政策性亏损补贴、承担的公共卫生服务任务补助等方面。

2.补助方式

(1)政府对基层医疗卫生机构的补助方式

政府举办的基层医疗卫生机构基本建设和设备购置等发展建设支出,由政府根据基层医疗卫生机构发展建设规划统筹安排。

政府举办的基层医疗卫生机构的人员经费和业务经费等运行成本通过服务收费和政府补助补偿。政府补助按照"核定任务、核定收支、绩效考核补助"的办法核定。

在核定任务方面,根据基层医疗卫生机构的功能定位核定基本医疗服务和基本公共卫生服务任务。

在核定经常性收入方面,医疗服务收入根据前几年医疗服务平均收入情况,并

综合考虑影响医疗服务收入的特殊因素核定;基本公共卫生服务补助收入根据服务人口,单位综合服务成本及核定的公共卫生服务任务的数量、质量核定。

在核定经常性支出方面,可以按人员、业务经费分项定额核定,即人员经费按定员定额的方式核定,核定工资水平要与当地事业单位工作人员平均工资水平相衔接;业务经费根据核定的基本医疗服务和基本公共卫生服务任务的数量、质量和成本定额(剔除人力成本)等综合核定。也可以根据核定的基本医疗服务和基本公共卫生服务任务的数量、质量及单位综合服务成本,综合考虑以前年度支出水平和有关特殊因素,分别核定基本医疗服务和基本公共卫生服务支出预算额度。

药品支出和收入根据药品采购价格和合理用药数量等额核定。

其他支出和收入根据以前年度水平并扣除不合理因素核定。

核定经常性收支时要充分考虑基层医疗卫生机构取消药品加成后减少的收入等合理的收支增减因素。

在补偿渠道方面,基本医疗服务主要通过医疗保障付费和个人付费补偿;基本公共卫生服务通过政府建立的城乡基本公共卫生服务经费保障机制补偿;对其承担的突发公共卫生事件处置任务由政府按服务成本核定补助。

对核定的经常性收入不足以弥补核定的经常性支出的基层医疗卫生机构,差额部分由政府在预算中予以足额安排,并在对其任务完成情况、患者满意度、居民健康改善状况等进行综合绩效考核的基础上,采取预拨和结算相结合的方式予以拨付。

探索对基层医疗卫生机构实行收支两条线管理,基层医疗卫生机构的基本医疗服务等收入全额上缴,开展基本医疗和公共卫生服务所需经常性支出由财政核定并全额安排。

基层医疗卫生机构人才培训和人员招聘所需支出,由财政部门根据有关人才培养规划和人员招聘规划合理安排补助。

政府举办的基层医疗卫生机构的离退休人员符合国家规定的离退休费用,在事业单位养老保险制度改革前,由财政根据国家有关规定核定补助;事业单位养老保险制度改革后,按相关规定执行。

(2)政府对公立医院的补助方式

政府举办的公立医院的基本建设和设备购置等发展建设支出,经发展改革等有关部门批准和专家论证后,建立政府专项补助资金项目库,由政府根据轻重缓急和承受能力逐年安排所需资金。政府对包括公立医院在内的各类医疗机构承担的公共卫生任务给予专项补助,按服务成本保障政府指定的紧急救治、援外、支农、支边等公共服务经费。公立医院重点学科建设项目,由政府安排专项资金予以支持。对于中医院(民族医院)、传染病院、精神病院、职业病防治院、妇产医院、儿童医院,在投入政策上予以倾斜。公立医院的政策性亏损,按规定动用药品收支结余弥补后仍有差额的,由同级政府核定补助。

政府举办的公立医院的离退休人员符合国家规定的离退休费用,在事业单位养老保险制度改革前,由财政根据国家有关规定核定补助;事业单位养老保险制度改革后,按相关规定执行。

3.鼓励社会力量举办医疗卫生机构

政府在保持公立医疗卫生机构适度规模的同时,要在平等、公开、规范、有序的基础上,鼓励和引导社会资本参与部分公立医疗卫生机构的重组改制或者直接举办医疗卫生机构,为不同层次的患者提供更多的选择空间。对于社会力量举办的医疗卫生机构,除了按规定享受相应的税收优惠政策,承担政府公共卫生服务任务可以按照规定获得政府补偿外,地方政府还可以在房屋建设、设备购置以及人员培养等方面给予一定的扶持。

在支付方式上,各地可探索公共卫生经费和医疗保障经费总额预付等多种行之有效的办法。

三、落实基本医疗保障补助政策

继续按照国家有关政策规定,落实和完善政府对新型农村合作医疗和城镇居民基本医疗保险的补助政策,并随着经济发展水平的提高,逐步提高筹资水平和政府补助标准。通过破产企业资产变现、企业集团或主管部门帮助和政府投入等多渠道筹资,帮助关闭破产国有企业退休人员参加城镇职工基本医疗保险。机关事业单位职工参加城镇职工基本医疗保险以及落实国家公务员医疗补助政策所需资金,由各级政府按照有关规定予以安排。继续完善城乡医疗救助制度,进一步增加投入,加大救助力度。对于医疗保障经办机构开展工作所需必要经费和应由政府承担的基本建设投资,由同级政府安排。

四、支持建立药品供应保障体系

支持国家基本药物目录的制定修订和食品、药品、医疗器械标准的建立和完善。加大食品和药品监督管理能力建设投入,支持食品安全和药品安全突发事件和重大事故应急处置工作。

加大医学教育和医学科研投入,推进医学教育和医药卫生科技进步。

资料来源:财政部、国家发展改革委、民政部、人力资源和社会保障部、卫生部《关于完善政府卫生投入政策的意见》(财社〔2009〕66号)。

【知识拓展6-2】
建立健全稳定长效的多渠道补偿机制
实施基本药物制度后,政府举办的乡镇卫生院、城市社区卫生服务机构的人员支出和业务支出等运行成本通过服务收费和政府补助补偿。基本医疗服务主要通过医疗保障付费和个人付费补偿;基本公共卫生服务通过政府建立的城乡基本公共卫生服务经费保障机制补偿;经常性收支差额由政府按照"核定任务、核定收支、绩效考核补助"的办法补助。各地要按照核定的编制人员数和服务工作量,参照当地事业单位工作人员平均工资水平核定工资总额。政府负责其举办的乡镇卫生院、城市社区卫生服务机构按国家规定核定的基本建设经费、设备购置经费、人员经费和其承担公共卫生服务的业务经费。按扣除政府补助后的服务成本制定医疗服务价格,体现医疗服务合理成本和技术劳务价值,并逐步调整到位。按上述原则补偿后出现的经常性收支差额由政府进行绩效考核后予以补助。

(一)落实政府对基层医疗卫生机构的专项补助经费。政府举办的基层医疗卫生机构基本建设和设备购置等发展建设支出,由政府根据基层医疗卫生机构发展建设规划足额安排。

落实基本公共卫生服务经费。2010年,各级政府要按照不低于人均15元的标准落实基本公共卫生服务经费;2011年起,进一步提高人均经费标准,建立稳定的基本公共卫生服务经费保障机制。卫生、财政部门要健全绩效考核机制,根据服务数量和质量等绩效将基本公共卫生服务经费及时足额拨付到基层医疗卫生机构。

基层医疗卫生机构承担的突发公共卫生事件处置任务由政府按照服务成本核定补助。

基层医疗卫生机构人员经费(包括离退休人员经费)、人员培训和人员招聘所需支出,由财政部门根据政府卫生投入政策、相关人才培养规划和人员招聘规划合理安排补助。

(二)调整基层医疗卫生机构收费项目、收费标准和医保支付政策。调整基层医疗卫生机构收费项目,将现有的挂号费、诊查费、注射费(含静脉输液费,不含药品费)以及药事服务成本合并为一般诊疗费,不再单设药事服务费,合并项目内容由国家价格主管部门会同卫生、人力资源和社会保障等有关部门具体规定。一般诊疗费的收费标准可在原来分项收费标准总的基础上适当调整,并在不增加群众现有个人负担的前提下,合理确定医保支付比例。具体收费标准(全国平均数为10元左右)和医保支付政策由各省(自治区、直辖市)价格主管、卫生、人力资源和社会保障及财政等有关部门综合考虑本地区基层医疗卫生机构实施基本药物制度、服务能力利用率、医务人员劳务成本、医保承受能力等因素制定。调整医疗服务收费及医保支付政策可在已实施基本药物制度及已开展基本医保门诊统筹的基层医疗卫生机构先行执行。基层医疗卫生机构其他服务仍按现有项目和标准收费。对已合并到一般诊疗费里的原收费项目,不得再另行收费或变相收费。卫生、人力资源和社会保障、价格等相关部门要制定具体监管措施,防止基层医疗卫生机构重复收费、分解处方多收费。

（三）落实对基层医疗卫生机构经常性收支差额的补助。落实政府专项补助和调整医疗服务收费后，基层医疗卫生机构的经常性收入仍不足以弥补经常性支出的差额部分，由政府在年度预算中足额安排，实行先预拨后结算，并建立起稳定的补助渠道和长效补助机制。各地要根据政府卫生投入政策，结合本地实际制定经常性收支核定和差额补助的具体办法。基层医疗卫生机构的收支结余要按规定留用或上缴。具备条件的地区可以实行收支两条线，基本医疗服务等收入全额上缴，开展基本医疗和公共卫生服务所需的经常性支出由政府核定并全额安排。

资料来源：国务院办公厅《关于建立健全基层医疗卫生机构补偿机制的意见》（国办发〔2010〕62号）。

第二节 单位预决算的编审

📖 学习目标

◇了解基层医疗卫生机构单位预算编审的程序与原则；
◇熟悉基层医疗卫生机构单位预算测编的依据；
◇掌握基层医疗卫生机构单位决算编制要求。

一、单位预算编审的程序与原则

（一）单位预算编审的程序

基层医疗卫生机构单位预算一般按照"两上两下"的程序编审。

1."一上"是指基层医疗卫生机构按照财政部门预算编制的要求，提出预算建议数，经主管部门审核汇总报财政部门核定；

2."一下"是指财政部门根据核定的预算建议数，核定预算控制数后下达；

3."二上"是指基层医疗卫生机构根据财政部门下达的预算控制数编制预算草案，由主管部门审核汇总报财政部门；

4."二下"是指预算草案经财政部门审核后，由财政部门按照规定程序批复下达。

（二）单位预算编审的原则

基层医疗卫生机构编制收支预算必须坚持以收定支、收支平衡、统筹兼顾、保证重点的原则。不得编制赤字预算。

二、单位收支预算测编的依据

（一）收入预算的编制

1. 医疗收入预算的编制，按门诊收入和住院收入分别编制。

（1）门诊收入：参考以前年度收入情况，或以计划门诊人次和计划平均收费水平编制；（2）住院收入：参考以前年度收入情况，或以计划病床占用日数和计划平均收费水平编制。

2. 财政补助收入预算的编制，按照财政部门核定的基本建设补助、设备购置补助、公共卫生服务补助、经常性收支差额补助和离退休人员经费补助数编制。

3. 上级补助收入预算的编制，根据主管部门和主办单位分配此项补助的情况和数额，对预算年度取得此项补助的综合分析等，合理预计编列。

4. 其他收入预算的编制，根据具体收入项目的不同内容和有关业务计划分别采取不同的计算方法，逐项计算后汇总编列，或参照以前年度此项收入的实际完成情况预计编列。

（二）支出预算的编制

1. 医疗卫生支出预算的编制，按医疗支出和公共卫生支出分别编制。其中：（1）人员经费根据年度平均职工人数、国家工资政策、社会保障政策等计算编制；（2）耗用的药品及材料成本根据业务工作计划、药品材料消耗平均水平等情况合理计算编列；（3）维修费根据需要的设备维修、病房改造等计算编列；（4）其他公用经费根据年度人均支出水平、平均职工人数、服务量和计划年度业务工作计划合理计算。

2. 财政基建设备补助支出预算的编制，根据批准立项的具体项目的实施方案编制。政府举办的基层医疗卫生机构基本建设和设备购置等发展建设性支出经发展改革部门等有关部门批准和专家论证后，建立政府专项资金项目库，由政府根据轻重缓急和财政承受能力逐年安排所需资金。

3. 其他支出预算的编制，可参考上年度实际开支情况，考虑计划年度内可能发生的相关因素合理预计编制。

三、单位预算的执行与调整

（一）单位预算的执行

经批复后的基层医疗卫生机构预算是保障其履行基本医疗卫生服务职能、衡量有关部门核定工作任务完成情况的重要依据。基层医疗卫生机构要严格执行预算。

（二）单位预算的调整

财政部门核定的财政补助等资金预算及其他项目预算执行中一般不予调整；如果国家有关政策或事业计划有较大调整，对预算执行影响较大，确需调整时，要按照规定程序提出调整预算建议，经主管部门审核后报财政部门按规定程序予以调整。

四、单位决算的编制要求与审核批复

（一）单位决算的编制要求

年度终了，基层医疗卫生机构应按照财政部门决算编审要求，真实、完整、准确、及时编制决算。

（二）单位决算的审核批复

基层医疗卫生机构年度决算由主管部门汇总报财政部门审核批复。对财政部门批复调整的事项，基层医疗卫生机构应及时调整。

另外，实行财务集中管理的基层医疗卫生机构，应由财务集中核算机构会同基层医疗卫生机构编报预算决算。

第三节 绩效考核

学习目标

◇了解基层医疗卫生机构绩效考核的含义与原则；
◇熟悉基层医疗卫生机构绩效考核的内容与方法；
◇掌握基层医疗卫生机构绩效考核结果的运用。

一、绩效考核的含义

绩效考核是指主管部门和财政部门对基层医疗卫生机构的外部考核，是医药卫生体制改革的重要内容，是财政补助额确定的主要依据。

绩效考核对于落实政府卫生政策，提升基层医疗卫生机构工作水平，激活内在动力和活力，增强服务能力，完善基层医疗卫生服务体系具有重要作用。

二、绩效考核的原则

绩效考核应坚持以下三个原则：

（一）坚持突出公益性。以基本公共卫生服务和基本医疗服务为考核重点，促进基层医疗卫生机构全面履行职责，体现基层医疗卫生机构的公益性和社会效益。

（二）坚持公平、公正、公开。公开考核程序、内容、标准，考核过程要坚持实事求是，考核结果要客观反映基层医疗卫生机构的真实情况，促进基层医疗卫生机构全面履行职责。

（三）坚持定期考核与不定期督查相结合，建立对基层医疗卫生机构以及对其工作人员的两级考核体系，坚持对考核结果合理运用。

三、绩效考核的内容

对基层医疗卫生机构的绩效考核一般包括以下五个方面的内容：

（一）基本医疗服务，主要考核服务数量、服务质量、医疗费用、规范按药品零差率销售药品的执行情况。

（二）公共卫生服务，主要考核国家基本公共卫生和重大公共卫生服务项目实施情况，应急处理、卫生监督等工作情况。

（三）新型农村合作医疗工作开展情况。

（四）院内建设与管理，主要包括医疗事故月分析会、医务人员不良执业记录、疾病谱排序、抗生素使用量、自费药物使用比例、青霉素使用量占抗生素使用量的比例、业务人员到上级医院进修及下村指导情况、乡村卫生服务一体化管理开展情况、人事财务管理情况等。

（五）群众评价与监督。

对基层医疗卫生机构工作人员的考核应根据聘用合同和岗位职责，以服务对象满意度为基础，全面考核工作人员的德、能、勤、绩、廉，重点考核工作绩效。

四、绩效考核的方法

对基层医疗卫生机构的绩效考核一般采用下列方法：

（一）查阅资料。包括基层医疗卫生机构的统计报表、工作记录、疫情报告、免疫规划考核结果、处方、病历等相关文件和医疗文书。

（二）现场检查。查看其内部设置、医疗设备、服务流程和美化、绿化、环境卫生等就医环境。

（三）调查访谈。走访患者及辖区居民，进行问卷调查，了解群众的满意度。

（四）召开座谈会。

一般通过查阅资料、现场检查等方法对基层医疗卫生机构工作人员工作数量、工作质量、劳动纪律和医德医风进行量化评分。通过走访患者、辖区居民及本医疗卫生机构职工，并进行问卷调查，了解群众的满意度。

五、绩效考核的层次及考核结果的运用

基层医疗卫生机构应当按照财政部门和主管部门的规定实施绩效考核,并按要求报送绩效考核报告。

主管部门每年都要结合核定工作任务完成情况,对基层医疗卫生机构的预算收支执行情况进行绩效考核,分析和评价预算执行效果,并将绩效考核结果作为年终评比考核、实行奖惩的重要依据,财政部门将绩效考核结果作为财政补助预算安排和结算的重要依据。

主管部门和财政部门应及时分析基层医疗卫生机构实际收支与财政核定的收支预算之间的差额及其变动原因,对不合理的超收或少支,应用于抵顶下一年度预算中的财政补助收入;对不合理的欠收或超支,应按《基层医疗卫生机构财务制度》的有关规定处理,并追究相关责任人的责任。

【知识拓展 6-3】

严格绩效考核

各地要按照卫生部、财政部《关于加强基本公共卫生服务项目绩效考核的指导意见》(卫妇社发〔2010〕112 号)要求,建立健全绩效考核机制,完善考核方式与方法,切实加强对基层医疗卫生机构及其工作人员的考核,考核结果要与资金拨付及机构内部收入分配相挂钩,发挥考核的引导和激励作用,促使基层医疗卫生机构按照规范要求开展服务,确保全面完成基本公共卫生服务目标任务。2011 年,卫生部、财政部将委托第三方对各省(自治区、直辖市)2010 年度基本公共卫生服务项目实施情况进行考核,考核结果与 2011 年中央财政基本公共卫生服务补助资金转移支付挂钩,逐步形成定期年度考核工作机制。

资料来源:《卫生部、财政部关于做好 2011 年基本公共卫生服务项目工作的通知》。

【知识拓展 6-4】

行政事业单位预算业务控制的规定

单位应当建立健全预算编制、审批、执行、决算与评价等预算内部管理制度。单位应当合理设置岗位,明确相关岗位的职责权限,确保预算编制、审批、执行、评价等不相容岗位相互分离。

一、预算编制控制

单位的预算编制应当做到程序规范、方法科学、编制及时、内容完整、项目细化、数据准确。

(一)单位应当正确把握预算编制有关政策,确保预算编制相关人员及时全面

掌握相关规定。

（二）单位应当建立内部预算编制、预算执行、资产管理、基建管理、人事管理等部门或岗位的沟通协调机制，按照规定进行项目评审，确保预算编制部门及时取得和有效运用与预算编制相关的信息，根据工作计划细化预算编制，提高预算编制的科学性。

二、预算指标的分解

单位应当根据内设部门的职责和分工，对按照法定程序批复的预算在单位内部进行指标分解、审批下达，规范内部预算追加调整程序，发挥预算对经济活动的管控作用。

三、预算的执行

单位应当根据批复的预算安排各项收支，确保预算严格有效执行。

单位应当建立预算执行分析机制。定期通报各部门预算执行情况，召开预算执行分析会议，研究解决预算执行中存在的问题，提出改进措施，提高预算执行的有效性。

四、决算管理

单位应当加强决算管理，确保决算真实、完整、准确、及时，加强决算分析工作，强化决算分析结果运用，建立健全单位预算与决算相互反映、相互促进的机制。

五、预算绩效管理

单位应当加强预算绩效管理，建立"预算编制有目标、预算执行有监控、预算完成有评价、评价结果有反馈、反馈结果有应用"的全过程预算绩效管理机制。

资料来源：《行政事业单位内部控制规范（试行）》（财会〔2012〕21号）。

第七章 收 入

第一节 收入的内容与管理

📖 **学习目标**

◇了解基层医疗卫生机构收入的内容;
◇熟悉基层医疗卫生机构收入管理的要求。

一、收入的内容

收入是指基层医疗卫生机构开展医疗卫生服务及其他活动依法取得的非偿还性资金。基层医疗卫生机构收入包括医疗收入、财政补助收入、上级补助收入和其他收入。收入核算设置的会计科目及其核算内容如表7-1所示。

表7-1 收入类会计科目及其核算内容

科目名称	核算内容
医疗收入	核算基层医疗卫生机构在开展医疗服务活动中取得的收入,包括门诊收入和住院收入。
财政补助收入	核算基层医疗卫生机构从财政部门取得的基本建设补助收入、设备购置补助收入、人员经费补助收入和公共卫生服务补助收入等。
上级补助收入	核算基层医疗卫生机构从主管部门和上级单位等取得的非财政补助收入。
其他收入	核算基层医疗卫生机构取得的除医疗收入、财政补助收入和上级补助收入以外的各项收入,包括社会捐赠、利息收入等。

二、收入的管理与控制

基层医疗卫生机构应建立健全收入管理制度,明确岗位职责,加强收入业务或事项的管理与控制。

(一)建立健全收入、价格、医疗预收款、票据、退费管理制度及岗位责任制

基层医疗卫生机构应当明确相关岗位的职责、权限,确保提供服务与收取费用、价格管理与价格执行、收入票据保管与使用、办理退费与退费审批、收入稽核与收入经办等不相容职务相互分离,合理设置岗位,加强制约和监督。

(二)制定收入管理业务流程

基层医疗卫生机构应当明确收入、价格、票据、退费管理等环节的控制要求,重点控制门诊收入、住院结算收入。加强流程控制,防范收入流失,确保收入的全过程得到有效控制。

(三)各项收入的取得应符合国家有关法律法规和政策规定

取得的各项收入必须开具统一规定的票据。严格按照医疗机构财务会计制度规定确认、核算收入。

各项收入由财务部门统一核算,统一管理。其他任何部门、科室和个人不得收取款项。严禁设立账外账和"小金库"。

(四)各类收入票据由财务部门统一管理

基层医疗卫生机构应当明确票据的购买、印制、保管、领用、核销、遗失处理、清查、归档等环节的职责权限和程序,并设立票据登记簿进行详细记录,防止空白票据遗失、被盗用。

(五)加强结算起止时间控制

基层医疗卫生机构应当统一规定门诊收入、住院收入的每日、每月结算起止时间,及时准确核算收入。

(六)建立退费管理制度

基层医疗卫生机构的各项退费必须提供交费凭据及相关证明,核对原始凭证和原始记录,严格审批权限,完备审批手续,做好相关凭证的保存和归档工作。

(七)建立各项收入与票据存根的审查核对制度

基层医疗卫生机构应当建立各项收入与票据存根的审查核对制度,确保收入真实完整。

第二节 医疗收入

📑 学习目标

◇了解基层医疗卫生机构医疗收入的内容；

◇熟悉基层医疗卫生机构医疗收入确认的方法；

◇学会基层医疗卫生机构两种管理形式下医疗收入的核算。

一、医疗收入的内容

医疗收入是指基层医疗卫生机构在开展医疗服务活动中取得的收入，包括门诊收入和住院收入。

（一）门诊收入

门诊收入是指为门诊病人提供医疗服务所取得的收入，包括挂号收入、诊察收入、检查收入、化验收入、治疗收入、手术收入、卫生材料收入、药品收入、一般诊疗费收入和其他门诊收入等。

（二）住院收入

住院收入是指为住院病人提供医疗服务所取得的收入，包括床位收入、诊察收入、检查收入、化验收入、治疗收入、手术收入、护理收入、卫生材料收入、药品收入、一般诊疗费收入和其他住院收入等。

按照国务院办公厅《关于建立健全基层医疗卫生机构补偿机制的意见》（国办发〔2010〕62 号）关于"调整基层医疗卫生机构收费项目"的规定，将现有的挂号费、诊查费、注射费（含静脉输液费，不含药品费）以及药事服务成本合并为一般诊疗费，不再单设药事服务费。

二、医疗收入的确认

基层医疗卫生机构医疗收入的确认受三个因素的影响，在不同的收支管理方式、结算方式和支付方式下医疗收入的确认方法不同。

（一）不同收支管理方式下收入的确认

目前，有些地方积极探索对基层医疗卫生机构实行收支两条线管理，有些地方暂时还没有对基层医疗卫生机构实行收支两条线管理。

对实行收支两条线管理的基层医疗卫生机构,应当只对其直接收取的按规定应上缴的医疗收费部分先上缴,然后在收到财政专户返还时才能确认为医疗收入;对其直接收取的按规定留归单位的医疗收费部分在月末结算时直接确认为医疗收入。

对实行收支两条线管理的基层医疗卫生机构,其与医保机构结算的医保资金,究竟在什么环节确认收入要视当地对基层医疗卫生机构确定的收支两条线管理的具体办法和范围而定。如果在收到医保机构的结算资金时确认收入,那么这部分收入就没有纳入收支两条线管理范围;如果要求所有收费只有先上缴财政专户待财政专户返还后再确认收入,那么医保机构的结算资金也应在收到后先上缴财政专户,然后由财政专户返还后再确认收入。所以,为简化手续,缩短资金循环周转周期,以基层医疗卫生机构在收到医保机构的结算资金时确认收入为宜。

(二)医保资金不同结算方式下收入的确认

目前,医保资金的结算方式有按月或实时结算方式、总额预付且不需结算方式、预付需结算方式。

对没有实行收支两条线管理的基层医疗卫生机构,如果采用按月或实时结算方式,应当在医疗服务活动发生时确认医疗收入;如果采用总额预付且不需结算方式,应由病人负担的部分在医疗服务活动发生时确认医疗收入,应由医保机构负担的部分在收到预付医疗保险金时确认医疗收入;如果采用预付需结算方式,在医疗服务活动发生时确认医疗收入。

(三)不同支付方式下收入的确认

目前合疗资金的支付方式有按病种付费、按床日付费、按人头付费、总额预付等,合疗资金的不同支付方式及付费标准也影响医疗收入的确认。例如:某卫生院按单病种定额付费,标准为每住院人次 2 000 元(病人自付 600 元,新农合基金结付 1 400 元),但按病人住院费用清单计算收入为 2 150 元,则应确认医疗收入为 2 000 元。也有些地方在付费时同时实行两种支付方式,如病人按项目付费标准下的一定比例结付,新农合基金按床日标准下的一定比例结付。例如:某住院病人出院结算时,按项目付费计算医疗费用为 2 800 元,病人自付 30%,按床日标准该病人的医疗费用为 3 000 元,基金报销 70%。则应确认医疗收入为 2 940 元(2 800 × 30% + 3 000 × 70%)。

实行收支两条线管理后,在医保资金三种不同结算方式下基层医疗卫生机构收入确认与核算如表 7 - 2 所示。

表7-2　基层医疗卫生机构收入确认与核算(实行收支两条线管理)

业务流程	医保资金结算方式		
	按月或实时结算	总额预付且不需结算	预付需结算
收到预付医疗保险金		借:银行存款 　贷:待结算医疗款	借:银行存款 　贷:预收医疗款
与病人结算	借:预收医疗款 　库存现金 　应收医疗款 　贷:待结算医疗款	借:预收医疗款 　库存现金 　应收医疗款 　贷:待结算医疗款	借:预收医疗款 　库存现金 　应收医疗款 　贷:待结算医疗款
与医保机构结算	借:银行存款 　贷:应收医疗款		借:预收医疗款 　贷:应收医疗款
在期末或规定的时间上缴	借:待结算医疗款 　贷:应缴款项 　医疗收入		
实际上缴	借:应缴款项 　贷:银行存款		
取得专户返还时	借:银行存款 　贷:医疗收入		

未实行收支两条线管理时,在医保资金三种不同结算方式下基层医疗卫生机构收入确认与核算如表7-3所示。

表7-3　基层医疗卫生机构收入确认与核算(未实行收支两条线管理)

业务流程	医保资金结算方式		
	按月或实时结算	总额预付且不需结算	预付需结算
收到预付医疗保险金		借:银行存款 　贷:医疗收入	借:银行存款 　贷:预收医疗款
与病人结算	借:预收医疗款 　库存现金 　应收医疗款 　贷:医疗收入	借:预收医疗款 　库存现金 　应收医疗款 　贷:医疗收入	借:预收医疗款 　库存现金 　应收医疗款 　贷:医疗收入
与医保机构结算	借:银行存款 　贷:应收医疗款		借:预收医疗款 　贷:应收医疗款

三、医疗收入的核算

基层医疗卫生机构为了核算医疗收入的取得与确认及结转情况,应设置"医疗收入"(收入类)科目,贷方登记医疗收入的取得与确认,借方登记期末结转数,期末结转后无余额。

"医疗收入"科目应按照"门诊收入"和"住院收入"设置一级明细科目。

"门诊收入"一级明细科目核算基层医疗卫生机构为门诊病人提供医疗服务所取得的收入;"住院收入"一级明细科目核算基层医疗卫生机构为住院病人提供医疗服务所取得的收入。

"门诊收入"和"住院收入"一级明细科目下二级明细科目的设置如表7-4所示。

表7-4   "医疗收入"明细科目的设置

一级明细科目	二级明细科目	
门诊收入	挂号收入	
	诊察收入	
	检查收入	
	药品收入	西药收入
		中成药收入
		中草药收入
	卫材收入	
	一般诊疗费收入	
	治疗收入	
	手术收入	
	化验收入	
	其他门诊收入	

一级明细科目	二级明细科目	
住院收入	床位收入	
	诊察收入	
	检查收入	
	药品收入	西药收入
		中成药收入
		中草药收入
	卫材收入	
	一般诊疗费收入	
	治疗收入	
	手术收入	
	化验收入	
	护理收入	
	其他住院收入	

（一）未实行收支两条线管理的核算

【例7-1】某卫生院未实行收支两条线管理,2013年7月发生下列有关收入的业务或事项。

1.门诊收费处报来当日"门诊收入日报表"（如表7-5所示）,同时交来现金等有关凭证。

表 7-5 　　　　　　　　　某卫生院门诊收入日报表

时间:2013 年 7 月 1 日　　　　　　　　　　　　　　　　　　单位:元

收入项目	金额		
挂号收入	110		
诊察收入	235		
检查收入	450		
化验收入	521		
治疗收入	178	其中:	
手术收入	524		
药品收入	1 953	现金:	1 200
其中:西药	1 123	银行转账:	500
中成药	650	结算欠费:	556
中草药	180	应收医疗保险金:	2 200
卫材收入	231		
一般诊疗费收入			
其他门诊收入	254		
本日收入合计	4 456		

借:库存现金 　　　　　　　　　　　　　　　　　　　　　　　1 200

　　银行存款 　　　　　　　　　　　　　　　　　　　　　　　　500

　　应收医疗款——结算欠费——某患者 　　　　　　　　　　　　556

　　　　　　　——应收医疗保险金 　　　　　　　　　　　　2 200

　　贷:医疗收入——门诊收入——挂号收入 　　　　　　　　　　110

　　　　　　　　　　　　　　——诊察收入 　　　　　　　　　235

　　　　　　　　　　　　　　——检查收入 　　　　　　　　　450

　　　　　　　　　　　　　　——化验收入 　　　　　　　　　521

　　　　　　　　　　　　　　——治疗收入 　　　　　　　　　178

　　　　　　　　　　　　　　——手术收入 　　　　　　　　　524

　　　　　　　　　　　　　　——药品收入——西药 　　　　1 123

　　　　　　　　　　　　　　　　　　　　——中成药 　　　　650

　　　　　　　　　　　　　　　　　　　　——中草药 　　　　180

　　　　　　　　　　——卫材收入　　　　　　　231
　　　　　　　　　　——其他门诊收入　　　　　254

2. 住院收费处以现金交来当日入院的住院病人预交医疗款 3 000 元,其中,患者甲、乙、丙分别为 1 000 元。

借:库存现金　　　　　　　　　　　　　3 000
　　贷:预收医疗款——患者甲　　　　　　　　1 000
　　　　　　　　　　——患者乙　　　　　　　　1 000
　　　　　　　　　　——患者丙　　　　　　　　1 000

3. 住院收费处报来当日"出院病人结算单"(如表 7 - 6 所示),同时交来患者补交的现金等有关凭证。

表 7 - 6　　　　　　　　某卫生院出院病人结算单

患者姓名:某患者　　　　　　　　　　　　　　　　住院号:1145
时间:2013 年 7 月 1 日　　　　　　　　　　　　　单位:元

收入项目	金额		
床位收入	300	其中:	
诊察收入	251	住院预交:	1 000
检查收入	158		
化验收入	46		
治疗收入	280	出院补交	
手术收入	100	现金:	500
护理收入	300	银行转账:	
药品收入	2 220	出院退款	
其中:西药	1 200	现金:	
中成药	520	银行转账:	
中草药	500		
卫材收入	214	出院欠费	
一般诊疗费收入		结算欠费:	534
其他住院收入	100	应收医疗保险金:	1 935
本日收入合计	3 969		

借:预收医疗款——某患者　　　　　　　　　　　1 000
　　库存现金　　　　　　　　　　　　　　　　　500
　　应收医疗款——结算欠费——某患者　　　　　534
　　　　　　　　——应收医疗保险金——合疗办　1 935
　贷:医疗收入——住院收入——床位收入　　　　300
　　　　　　　　　　　　　——诊察收入　　　　251
　　　　　　　　　　　　　——检查收入　　　　158
　　　　　　　　　　　　　——化验收入　　　　 46
　　　　　　　　　　　　　——治疗收入　　　　280
　　　　　　　　　　　　　——手术收入　　　　100
　　　　　　　　　　　　　——护理收入　　　　300
　　　　　　　　　　　　　——药品收入——西药　1 200
　　　　　　　　　　　　　　　　　　——中成药　520
　　　　　　　　　　　　　　　　　　——中草药　500
　　　　　　　　　　　　　——卫材收入　　　　214
　　　　　　　　　　　　　——其他住院收入　　100

4. 合疗办采用医疗保险总额预付且不需结算的方式为参保人员购买医疗服务,向某卫生院预付医疗保险金 120 000 元,该款项已经收到。

借:银行存款　　　　　　　　　　　　　120 000
　贷:医疗收入(明细科目略)　　　　　　　120 000

说明:"医疗收入"明细科目应计数额可用本年度医疗收入中各明细科目数额所占比例推算。如果本年度尚没有发生医疗费用,可计算上一年度各项医疗收入占全年医疗收入的比例,以此为系数分别乘以收到的采用医疗保险总额预付且不需结算的医疗保险金,以确认各明细科目的收入。

(二)实行收支两条线管理的核算

【例7-2】某卫生院实行收支两条线管理,2013 年 7 月发生下列有关收入的业务或事项。按收支两条线管理的规定月底将"待结算医疗款"全额上缴。

1. 门诊收费处报来当日"门诊收费日报表"(如表 7-7 所示),同时交来现金等有关凭证。

表 7 - 7　　　　　　　　某卫生院门诊收费日报表

时间:2013 年 7 月 1 日　　　　　　　　　　　　　　　　单位:元

收费项目	金额
挂号收费	150
诊察收费	335
检查收费	450
化验收费	521
治疗收费	178
手术收费	524
药品收费	2 153
其中:西药	1 123
中成药	850
中草药	180
卫材收费	531
一般诊疗费收费	
其他门诊收费	254
本日收费合计	5 096

其中:

现金:　　　　　　200
银行转账:　　　1 000
结算欠费:　　　　443
应收医疗保险金:　3 453

借:库存现金　　　　　　　　　　　　　　　　　　　　200
　银行存款　　　　　　　　　　　　　　　　　　　1 000
　应收医疗款——结算欠费——某患者　　　　　　　　443
　　　　　　——应收医疗保险金　　　　　　　　　3 453
　贷:待结算医疗款——门诊收费——挂号收费　　　　　150
　　　　　　　　　　　　　——诊察收费　　　　　　335
　　　　　　　　　　　　　——检查收费　　　　　　450
　　　　　　　　　　　　　——化验收费　　　　　　521
　　　　　　　　　　　　　——治疗收费　　　　　　178
　　　　　　　　　　　　　——手术收费　　　　　　524
　　　　　　　　　　　　　——药品收费——西药　　1 123
　　　　　　　　　　　　　　　　　　——中成药　　850

	——中草药	180
	——卫材收费	531
	——其他门诊收费	254

2. 住院收费处以现金交来当日入院的住院病人预交医疗款 3 000 元,其中,患者甲、乙、丙分别为 1 000 元。

借:库存现金   3 000

  贷:预收医疗款——患者甲   1 000

      ——患者乙   1 000

      ——患者丙   1 000

3. 住院收费处报来当日"出院病人结算单"(如表 7 - 8 所示),同时交来患者补交的现金等有关凭证。

表 7 - 8   某卫生院出院病人结算单

患者姓名:某患者   住院号:1145

时间:2013 年 7 月 1 日   单位:元

收费项目	金额		
床位收费	400	其中:	
诊察收费	281	住院预交:	1 000
检查收费	238		
化验收费	146		
治疗收费	140	出院补交	
手术收费	80	现金	500
护理收费	200	银行转账:	
药品收费	2 220	出院退款	
其中:西药	1 240	现金:	
中成药	470	银行转账:	
中草药	510		
卫材收费	314	出院欠费	
一般诊疗费收费			
其他住院收费	200	结算欠费:	500
		应收医疗保险金:	2 219
本日收费合计	4 219		

借:预收医疗款——某患者   1 000

    库存现金   500

    应收医疗款——结算欠费——某患者   500

           ——应收医疗保险金——合疗办   2 219

贷:待结算医疗款——住院收费——床位收费   400

              ——诊察收费   281

              ——检查收费   238

              ——化验收费   146

              ——治疗收费   140

              ——手术收费   80

              ——护理收费   200

              ——药品收费——西药   1 240

                     ——中成药   470

                     ——中草药   510

              ——卫材收费   314

              ——其他住院收费   200

4. 7 月 31 日"待结算医疗款"当月发生额汇总表如表 7 - 9 所示。

表 7-9　　　　　　　　　**"待结算医疗款"汇总表**

时间:2013 年 7 月 31 日　　　　　　　　　　　　　　　　　　　　单位:元

项目	金额	项目	金额
门诊收费	19 124	住院收费	56 043
其中:挂号收费	1 234	其中:床位收费	2 149
诊察收费	1 417	诊察收费	5 689
检查收费	1 854	检查收费	5 798
化验收费	1 562	化验收费	5 412
治疗收费	541	治疗收费	2 893
手术收费	821	手术收费	4 832
药品收费	8 645	护理收费	3 568
其中:西药	5 204	药品收费	22 091
中成药	2 258	其中:西药	8 975
中草药	1 183	中成药	5 698
卫材收费	1 792	中草药	7 418
一般诊疗费收费		卫材收费	2 376
其他门诊收费	1 258	一般诊疗费收费	
		其他住院收费	1 235
合计		75 167	

(1)将"待结算医疗款"全额转到"应缴款项——应缴医疗款":

借:待结算医疗款——门诊收费——挂号收费　　　　　　1 234

　　　　　　　　　　　——诊察收费　　　　　　1 417

　　　　　　　　　　　——检查收费　　　　　　1 854

　　　　　　　　　　　——化验收费　　　　　　1 562

　　　　　　　　　　　——治疗收费　　　　　　　541

　　　　　　　　　　　——手术收费　　　　　　　821

　　　　　　　　　　　——药品收费——西药　　5 204

　　　　　　　　　　　　　　　　　　——中成药　2 258

——中草药	1 183	
——卫材收费	1 792	
——其他门诊收费	1 258	
——住院收费——床位收费	2 149	
——诊察收费	5 689	
——检查收费	5 798	
——化验收费	5 412	
——治疗收费	2 893	
——手术收费	4 832	
——护理收费	3 568	
——药品收费——西药	8 975	
——中成药	5 698	
——中草药	7 418	
——卫材收费	2 376	
——其他住院收费	1 235	

贷:应缴款项——应缴医疗款　　　　　　　　　75 167

（2）上缴财政专户：

借:应缴款项——应缴医疗款　　　　　75 167

贷:银行存款　　　　　　　　　　　75 167

5. 假定 8 月 10 日收到财政专户返还的 7 月份上缴的"待结算医疗款"80 000 元,首先确定"医疗收入"与"待结算医疗款"换算系数 1.06（80 000÷75 167）,然后按照 7 月份"待结算医疗款"各明细科目的金额乘以换算系数得出"医疗收入"明细科目的余额（换算出的"医疗收入"金额的小数点四舍五入）如表 7–10 所示。

表 7 – 10　　　　　"待结算医疗款"与"医疗收入"明细科目换算表

时间:2013 年 8 月 10 日　　　　　　　　　　　　　　　　　　　单位:元

项目	待结算医疗款	医疗收入	项目	待结算医疗款	医疗收入
门诊收费	19 124	20 270	住院收费	56 043	59 730
其中:挂号收费	1 234	1 308	其中:床位收费	2 149	2 278
诊察收费	1 417	1 502	诊察收费	5 689	6 030
检查收费	1 854	1 965	检查收费	5 798	6 146
化验收费	1 562	1 656	化验收费	5 412	5 737
治疗收费	541	573	治疗收费	2 893	3 067
手术收费	821	870	手术收费	4 832	5 122
药品收费	8 645	9 163	护理收费	3 568	3 782
其中:西药	5 204	5 516	药品收费	22 091	23 417
中成药	2 258	2 393	其中:西药	8 975	9 514
中草药	1 183	1 254	中成药	5 698	6 040
卫材收费	1 792	1 900	中草药	7 418	7 863
一般诊疗费收费			卫材收费	2 376	2 519
其他门诊收费	1 258	1 333	一般诊疗费收费		
			其他住院收费	1 235	1 632
"待结算医疗款"合计				75 167	
"医疗收入"合计				80 000	

借:银行存款　　　　　　　　　　　　　　　　　　　80 000
　　贷:医疗收入——门诊收入——挂号收入　　　　　　1 308
　　　　　　　　　　　　——诊察收入　　　　　　　　1 502
　　　　　　　　　　　　——检查收入　　　　　　　　1 965
　　　　　　　　　　　　——化验收入　　　　　　　　1 656
　　　　　　　　　　　　——治疗收入　　　　　　　　573
　　　　　　　　　　　　——手术收入　　　　　　　　870
　　　　　　　　　　　　——药品收入——西药　　　　5 516

	——中成药	2 393
	——中草药	1 254
	——卫材收入	1 900
	——其他门诊收入	1 333
——住院收入	——床位收入	2 278
	——诊察收入	6 030
	——检查收入	6 146
	——化验收入	5 737
	——治疗收入	3 067
	——手术收入	5 122
	——护理收入	3 782
	药品收入——西药	9 514
	——中成药	6 040
	——中草药	7 863
	——卫材收入	2 519
	——其他住院收入	1 632

6. 合疗办采用医疗保险总额预付且不需结算的方式为参保人员购买医疗服务,向卫生院支付医疗保险金 100 000 元,该款项已经通过银行收到。

借:银行存款   100 000

      贷:待结算医疗款(明细科目略)   100 000

说明:可用本年度医疗收入中各明细科目数额所占比例推算待结算医疗款明细科目应计数额。如果本年度尚没有发生医疗费用,可计算上一年度各项医疗收入占全年医疗收入的比例,以此为系数分别乘以收到的采用医疗保险总额预付且不需结算的医疗保险金,以确认各明细科目的收入。

7. 期末,结转"医疗收入"账户本期累计发生额 345 210 元(明细项目略)。

借:医疗收入(明细科目略)   345 210

      贷:本期结余   345 210

【知识拓展 7 - 1】

关于推进新农合医疗支付方式改革工作的指导意见

卫农卫发〔2012〕28 号

各省、自治区、直辖市卫生厅局、发展改革委、物价局、财政厅局:

为贯彻落实中共中央、国务院关于深化医药卫生体制改革精神,指导各地积极探索实行按病种付费、按床日付费、按人头付费、总额预付等付费方式,进一步完善新型农村合作医疗(以下简称新农合)支付制度,根据《中共中央、国务院关于深化医药卫生体制改革的意见》（中发〔2009〕6号）和《"十二五"期间深化医药卫生体制改革规划暨实施方案》（国发〔2012〕11号），现就积极、稳妥推进新农合支付方式改革提出以下意见：

一、充分认识推进支付方式改革的重要意义

新农合支付方式改革，是通过推行按病种付费、按床日付费、按人头付费、总额预付等支付方式，将新农合的支付方式由单纯的按项目付费向混合支付方式转变，其核心是由后付制转向预付制，充分发挥基本医保的基础性作用，实现医疗机构补偿机制和激励机制的转换。实行支付方式改革，有利于巩固完善新农合制度，增进新农合基金使用效益，提高参合人员的受益水平；有利于合理利用卫生资源，规范医疗机构服务行为，控制医药费用不合理上涨，对于新农合制度持续、健康、稳定发展，让农村居民切实享受医改成果，保障参合农民权益具有重要意义。

二、支付方式改革的指导思想和基本原则

（一）推进新农合支付方式改革的指导思想

以科学发展观为指导，将新农合支付方式改革作为当前新农合制度建设的重要抓手，充分调动多方面的积极性，逐步建立有利于合理控制医疗费用、提高参合人员受益水平、确保基金安全高效运行的新农合费用支付制度。同时将支付方式改革作为推动基层医疗卫生机构综合改革和县级公立医院改革、破除以药补医机制的重要手段，实现管理创新和激励机制转换。

（二）推进新农合支付方式改革的基本原则

统筹区域内机构、病种全覆盖。逐步对统筹区域内所有定点医疗机构及其所有病种全面实行支付方式改革，防范医疗机构规避新的支付方式的行为，有效发挥支付方式改革的综合作用。

结合实际，动态调整支付标准。要根据基线调查数据、临床路径或标准化诊疗方案，充分考虑前三年病种费用平均水平和医疗服务收费标准等，科学测算、确定支付标准，对不同级别医疗机构确定的支付标准应当有利于引导参合人员常见疾病在基层就医和推进医疗机构实行分级医疗。要根据经济社会发展、补偿方案调整、医疗服务成本变化、高新医疗技术应用以及居民卫生服务需求增长等因素对支付标准进行动态调整。

兼顾多方利益，确保持续发展。要以收定支，根据基金承受能力合理确定基金支付水平。科学确定参合人员的费用分担比例，不增加参合人员个人负担。要坚持激励与约束并重，通过建立新农合经办机构与定点医疗机构的谈判协商机制确定合理的费用支付标准，充分调动医务人员的积极性，使医疗机构获得合理的补偿，保证医疗机构正常运转和持续发展。同时，控制医药费用不合理增长。

强化质量监管，保证服务水平。要发挥卫生等多部门对医疗服务的协同监管作用,运用行政、经济、管理等多手段,建立健全监管体系,实行组织、行业监管和社会监督并举,强化服务质量监管,确保实施支付方式改革后医疗机构服务内容不减少,服务水平不降低,实现保证服务质量和控制费用不合理上涨的双重目标,切实维护参合人员利益。

三、支付方式改革的主要内容

(一)门诊费用支付改革。在乡(镇)、村两级医疗卫生机构要积极推行以门诊费用总额预付为主的支付方式改革。门诊总额预付是新农合经办机构与定点医疗机构在科学测算的基础上协商确定年度门诊费用预算总额的一种付费方式。预算总额用于购买乡(镇)、村级医疗卫生机构提供的一般性疾病门诊服务。门诊预算总额的确定,要根据每一个乡(镇)、村级医疗卫生机构近2至3年区域服务人口、就诊率、次均门诊费用、服务能力等分别测算确定,同时考虑经济增长、物价变动以及地理环境、人口增长、流动等因素,对预算总额原则上每年协商调整一次。门诊预算总额的支付必须结合新农合经办机构对服务机构年度约定服务数量和质量的考核情况,避免乡(镇)、村级医疗卫生机构实行门诊总额预付后病人不合理转诊分流。

在实施门诊费用支付方式改革中,也可探索实行按人头付费向乡村(全科)医生购买服务的方式。对于特殊病种大额门诊费用,可探索实行定额包干的支付方式。在开展县、乡、村纵向技术合作或一体化管理的地方,可探索在协作体系内对门诊服务按人头付费,要根据服务人口患病率、门诊分级诊疗、前三年门诊次均费用等情况,综合确定人头付费标准。

(二)住院费用支付改革。积极推进按病种付费、按床日付费等住院费用支付方式改革。按病种付费是指根据住院病人所患病种确定相应付费标准的费用支付方式。新农合经办机构和医疗机构通过谈判协商,根据前三年病种费用平均水平和现行病种收费标准等,合理确定付费标准,并可根据疾病诊疗过程中病情的异常变化给予一定的费用浮动空间。按病种收费标准应包括患者从诊断入院到按出院标准出院期间所发生的各项费用支出,原则上不得另行收费。要积极做好按病种付费方式和收费方式改革的衔接。按病种收付费,原则上费用超出部分由医疗机构承担,结余部分归医疗机构所有。按病种收付费病种的选择,应当本着诊疗规范、费用测算相对简单的原则,可优先在卫生部已经确定实施临床路径的病种中选择。也可按照在不同级别医疗机构住院参合人员的疾病谱排序,对拟纳入按病种付费的病种进行筛选和调整,逐步扩大按病种付费的病种数量和住院患者按病种付费的覆盖面。要合理控制按病种收付费疾病的例外病例的比例。

按床日付费是将所有住院疾病分为若干类,合理确定平均住院日,经过测算确定各类住院疾病不同床日段的床日付费标准,体现疾病诊疗每日临床活动及资源消耗情况,并按住院床日累计计算每例住院病人的付费额。实行按床日付费要制定严格的质量控制和评价指标,避免违规缩短或延长住院时间、推诿病人的行为。

鼓励各地参照疾病诊断相关组(DRGs)付费,探索完善现行按病种付费的模式,控制诊疗过程中规避按病种付费的行为。

四、建立并完善支付方式的评价和监管措施

要根据不同的新农合支付方式特点,针对重点环节,完善细化评价指标、考核办法以及监督管理措施,建立支付方式评价体系。可结合实际配套制定相应的约束和激励措施,落实绩效考核办法。

在实施门诊总额预付中,新农合经办机构要对定点医疗机构门诊服务数量、质量、转诊率以及患者满意度定期进行考核,完善公示制度,注意防范医疗机构分解处方、推诿病人、不合理减少医疗服务、降低服务质量的行为。

对住院费用的支付,新农合经办机构要加强对定点医疗机构诊疗过程的监管,促进合理诊疗,提高服务质量和效率。定点医疗机构应严格执行相应的入出院标准,由新农合经办机构对患者出院状态进行监测和抽查回访,避免发生向门诊转嫁费用、诊断升级、分解住院、无故缩短患者住院时间、降低服务质量等现象。实行分级医疗,严格执行首诊负责制,完善逐级转诊制度,避免医疗机构推诿重症患者。应当将医疗服务监测评价结果作为新农合最终支付费用的重要依据。

五、认真做好支付方式改革的组织实施工作

各省(自治区、直辖市)卫生部门要加强同发展改革、财政等相关部门的配合协调,切实加强对推进新农合支付方式改革工作的指导,在认真总结各地工作经验的基础上,根据本意见的相关原则结合实际抓紧出台或完善本省(自治区、直辖市)推进新农合支付方式改革的意见或办法。各地要按照要求从2012年开始积极推进统筹区域内定点医疗机构和病种全覆盖的支付方式改革试点工作,并逐步扩大实施范围,争取到2015年实现在所有的统筹地区全面实施的目标。

在推进新农合支付方式改革中,要注意完善相关配套政策措施。要加快新农合信息化建设,完善医院、基层医疗卫生机构财务会计制度实施细则,体现按病种、按床日等收支情况,为推行新的支付方式提供必要的基础条件。要做好支付方式改革与公立医院改革的衔接,按照总额控制、结构调整的工作思路,充分发挥支付方式改革调整医药费用结构的重要作用,合理减少药品、耗材使用,提高医疗技术劳务收入,把支付方式改革与推行临床路径管理、标准化诊疗密切结合,实现控制费用、规范诊疗的预期目标;要做好与基本药物制度实施工作的衔接,协同推动基层医疗卫生机构运行机制转变;要做好与促进基本公共卫生服务均等化工作的衔接,协同发挥基本公共卫生服务经费与医疗保障基金对基层医疗卫生机构综合改革的支撑作用。

要加强宣传,提高相关部门对推进支付方式改革重要性的认识,做好相关政策培训,保证支付方式改革工作的顺利推进。

卫生部 国家发展改革委 财政部

二〇一二年四月十二日

资料来源:中国网 news. china. com. cn,2012 - 05 - 15.

第三节 财政补助收入

学习目标

◇了解基层医疗卫生机构财政补助收入的含义与内容;

◇掌握基层医疗卫生机构财政补助收入核定的依据;

◇学会基层医疗卫生机构财政补助收入的核算。

一、财政补助收入的含义与内容

财政补助收入是指基层医疗卫生机构从财政部门取得的基本建设补助收入、设备购置补助收入、人员经费补助收入和公共卫生服务补助收入等。会计核算的具体项目分为人员经费补助收入、公用经费补助收入、公共卫生服务补助收入、基本建设补助收入、设备购置补助收入。

二、财政补助收入的核定

按照财政对基层医疗卫生机构实行的"核定任务、核定收支、绩效考核补助、超支不补、结余按规定使用"预算管理办法,财政补助收入核定的具体方法如下:

(一)财政基本建设补助收入和设备购置补助收入的核定

基本建设补助收入和设备购置补助收入属基层医疗卫生机构的资本性支出,应由政府财政部门和卫生主管部门根据当地基层医疗卫生机构发展建设规划统筹安排。

(二)财政公共卫生补助收入的核定

财政公共卫生补助收入应由政府财政部门和卫生主管部门根据政府提出的基本公共卫生项目服务人群的定额或标准以及公共卫生项目建设的需要,结合基层医疗卫生机构的服务职能及服务能力,在合理确定各基层医疗卫生机构当年公共卫生服务目标任务工作量的基础上核定。

（三）财政人员经费补助收入和公用经费补助收入的核定

财政人员经费补助收入和公用经费补助收入由政府财政部门和卫生主管部门按照上年基层医疗卫生机构的收入水平和前几年平均增长幅度，综合考虑逐步实行的基本药物制度以及当年经济环境、物价变动、社会平均收入水平等相关因素对基本医疗收费的影响，在确定当年基层医疗卫生机构的基本医疗服务收入的预算规模的基础上，确定基层医疗卫生机构当年经常性收支的差额。对其差额部分在当年政府财政预算安排，并在对其任务完成情况、患者满意度、居民健康改善状况等进行综合绩效考核的基础上按期拨付。

基层医疗卫生机构应严格按照财政补助资金的用途使用，不得挤占或挪作他用。财政补助项目完成后确有财政补助资金结余的，应按照有关规定报经财政部门批准将本项目财政补助结余资金上缴、调剂至其他项目或补充事业基金等。

三、财政补助收入的核算

基层医疗卫生机构为了核算财政补助收入取得与确认和期末结转情况，应设置"财政补助收入"（收入类）科目，贷方登记财政补助收入的取得与确认数，借方登记期末结转数，期末结转后应无余额。

"财政补助收入"科目应设置的明细科目如下：

1."人员经费补助收入"；

2."公用经费补助收入"；

3."公共卫生服务补助收入"；

4."基本建设补助收入"；

5."设备购置补助收入"。

"财政补助收入"科目应设置"财政基本支出备查簿"和"财政项目支出备查簿"。

"财政基本支出备查簿"，详细登记使用人员经费补助收入和公用经费补助收入等支付基本支出情况，包括安排基本支出的日期、事由、金额等资料，并在期末分析计算本期基本支出补助结转。

"财政项目支出备查簿"，按照具体项目详细登记使用公共卫生服务补助收入、基本建设补助收入和设备购置补助收入等支付项目支出情况，包括安排项目支出的日期、事由、金额等资料，并在期末分析计算本期项目支出补助结转（余）。

（一）财政直接支付

【例7-3】某卫生院财政设备购置补助收入纳入本级财政直接支付范围，设备由政府集中采购；基本工资和绩效工资由财政人员经费补助收入统一负担，纳入财政统一发放工资范围。2013年发生下列有关财政补助收入的业务或事项。

1.政府采购中心按照当年政府采购预算为卫生院统一采购某种不需要安装的专用设备一台,价值 8 700 元。2013 年 8 月 2 日,收到代理银行转来的"财政直接支付入账通知书"及购置某专用设备的相关票据。该设备已正式交付使用。

借:财政基建设备补助支出　　　　　　　　　　　　8 700

　　贷:财政补助收入——设备购置补助收入　　　　　　　　8 700

同时,

借:固定资产——专用设备——某设备　　　　　　　　8 700

　　贷:固定基金——固定资产占用　　　　　　　　　　　8 700

2.2013 年 8 月 5 日,收到代理银行转来的"财政直接支付入账通知书"及盖章转回的工资明细表,支付职工基本工资 32 000 元,绩效工资 16 000 元。

借:应付职工薪酬——基本工资　　　　　　　　　　32 000

　　　　　　　　——绩效工资　　　　　　　　　　16 000

　　贷:财政补助收入——人员经费补助收入　　　　　　48 000

3.年末,假定卫生院本年度财政直接支付人员经费补助收入预算指标数为 175 000 元,财政实际直接支付 160 000 元,剩余预算指标 15 000 元,属应发未发绩效工资,年终注销。

借:财政应返还额度——财政直接支付　　　　　　　15 000

　　贷:财政补助收入——人员经费补助收入　　　　　　15 000

4.假定下年年初,工资发放代理银行将上述上年应发未发绩效工资打入职工工资卡。

借:应付职工薪酬——绩效工资　　　　　　　　　　15 000

　　贷:财政应返还额度　　　　　　　　　　　　　　15 000

(二)财政授权支付

【例 7-4】某卫生院财政人员经费补助收入和公用经费补助收入纳入本级财政授权支付范围。2013 年发生下列有关财政补助收入的业务或事项。

1.2013 年 7 月 10 日,收到零余额账户代理银行盖章的"财政授权支付额度到账通知书",列明本月人员经费补助收入用款额度为 3 000 元,公用经费补助收入用款额度为 4 000 元,经与分月用款计划核对无误。

借:零余额账户用款额度　　　　　　　　　　　　　7 000

　　贷:财政补助收入——人员经费补助收入　　　　　　3 000

　　　　　　　　　　——公用经费补助收入　　　　　　4 000

2.年末,假定卫生院本年度财政授权支付公用经费预算指标数 89 000 元,零余额账户用款额度下达 80 000 元,剩余预算指标 9 000 元,年终注销。

借:财政应返还额度——财政授权支付　　　　　　　9 000
　　贷:财政补助收入——公用经费补助收入　　　　　　　9 000

3.假定下年年初,收到代理银行提供的"财政授权支付额度恢复到账通知书"恢复授权支付额度9 000元。

借:零余额用款额度　　　　　　　　　　　　　　　9 000
　　贷:财政应返还额度　　　　　　　　　　　　　　　9 000

(三)其他方式

【例7-5】某卫生院未纳入国库集中支付制度。2013年8月发生下列有关财政补助收入的业务或事项。

2013年8月2日,收到开户银行转来的财政补助收入30 000元,其中人员经费补助收入10 000元,公用经费补助收入10 000元,公共卫生服务补助收入10 000元。

借:银行存款　　　　　　　　　　　　　　　　　30 000
　　贷:财政补助收入——人员经费补助收入　　　　　　10 000
　　　　　　　　——公用经费补助收入　　　　　　10 000
　　　　　　　　——公共卫生服务补助收入　　　　10 000

(四)期末结转

【例7-6】2013年8月底,某卫生院"财政补助收入"账户累计发生额为74 000元,其中:人员经费补助收入40 000元,公用经费补助收入20 000元,公共卫生服务补助收入7 000元,设备购置补助收入7 000元。

借:财政补助收入——人员经费补助收入　　　　　40 000
　　　　　　——公用经费补助收入　　　　　20 000
　　　　　　——公共卫生服务补助收入　　　7 000
　　　　　　——设备购置补助收入　　　　　7 000
　　贷:本期结余　　　　　　　　　　　　　　　　74 000

【知识拓展7-2】

基本公共卫生服务项目补助资金管理办法
财社〔2010〕311号

第一条　为贯彻落实医改意见和实施方案精神,规范国家基本公共卫生服务项目补助资金(以下简称"补助资金")分配和使用管理,提高补助资金使用效益,根据财政部、国家发展改革委、民政部、人力资源和社会保障部、卫生部《关于完善政府卫生投入政策的意见》(财社〔2009〕66号)和卫生部、财政部、国家人口和计划生育委员会《关于促进基本公共卫生服务逐步均等化的意见》(卫妇社发〔2009〕70号)等有关规定,制定本办法。

第二条　本办法所称补助资金是指各级财政预算安排的,用于基层医疗卫生机构按规定为城乡居民免费提供基本公共卫生服务项目的补助资金。

第三条 各级财政部门要努力调整支出结构,增加投入,建立健全基本公共卫生服务经费保障机制,确保基层医疗卫生机构按规定免费为城乡居民提供基本公共卫生服务。县(区)级(含直辖市的区、县,下同)财政部门承担基本公共卫生服务补助资金的安排、拨付及管理的主体责任。在编制年度预算时要按照规定的基本公共卫生服务项目和经费标准足额安排补助资金预算。

第四条 中央财政通过专项转移支付对地方开展基本公共卫生服务予以补助。中央财政补助资金根据各地城乡基本公共卫生服务人口和国家规定的人均经费标准,统筹考虑区域财力状况和基本公共卫生服务绩效考核情况确定。

第五条 中央财政补助资金按照"当年预拨、次年结算"的办法下达,当年按服务人口、人均经费标准预拨补助资金,次年根据基本公共卫生服务项目绩效考核情况结算。中央对地方基本公共卫生服务项目的绩效考核办法由卫生部、财政部另行制定。

第六条 省级财政要安排必要的专项转移支付资金,支持困难地区开展基本公共卫生服务。地方各级财政可根据本地基本公共卫生服务需求和财力承受能力,适当增加服务项目内容,提高经费补助标准。

第七条 地方各级财政要会同卫生部门在绩效考核的基础上,统筹使用上级财政和本级财政安排的专项补助资金。各地要结合国家有关规定和本地区实际情况,制定本地区资金拨付和绩效考核的具体办法。

第八条 省级卫生部门要会同财政部门,根据国家确定的基本公共卫生服务项目,结合本地区经济社会发展水平和财政承受能力,合理确定本地区基本公共卫生服务项目内容及各项服务的数量和标准,并负责基本公共卫生服务项目的成本测算,制定成本补偿参考标准,为合理确定经费补助标准和绩效考核办法提供依据。

第九条 县(区)级财政、卫生部门根据辖区内服务人口数和提供基本公共卫生服务项目的数量、质量以及人均经费标准,在全面绩效考核的基础上确定对基层医疗卫生机构的具体补助金额。

第十条 县(区)级卫生部门应会同财政部门确定提供基本公共卫生服务项目的基层医疗卫生机构(包括社会力量举办的基层医疗卫生机构),并按照有关规定进行管理和监督。县(区)级卫生、财政部门要加强对基层医疗卫生机构的绩效考核,并通过适当的方式向全社会公开绩效考核结果,接受社会监督。有条件的地区,可通过招投标方式依托有资质的中介机构开展绩效考核工作。对经考核达不到规范要求的基层医疗卫生机构,要按有关规定取消其提供基本公共卫生服务项目的资格。

第十一条 基层医疗卫生机构确定后,县(区)级财政按照预拨和结算相结合的办法拨付补助资金。有条件的地区,补助资金由县(区)级财政通过国库集中支付方式直接拨付到承担基本公共卫生服务任务的基层医疗卫生机构。

第十二条 基层医疗卫生机构应当按照有关规定为城乡居民提供基本公共卫生服务,并认真执行财务会计制度,加强资金管理。对于按规定免费提供的基本公共卫生服务项目,不得以任何方式向城乡居民收费。

第十三条 基层医疗卫生机构要按规定使用补助资金,根据基本公共卫生服务补偿参考标准,将补助资金用于相关的人员支出以及开展基本公共卫生服务所必需的耗材等公用经费支出。

第十四条 补助资金用于基层医疗卫生机构为城乡居民提供政府统一规定的基本公共卫生服务项目范围内的各项服务,任何单位和个人不得以任何形式截留、挤占和挪用。不得将补助资金用于基层医疗卫生机构的基本设施建设、设备配备和人员培训等其他支出。对截留、挤占和挪用专项资金的,要按照《财政违法行为处罚处分条例》(国务院令第427号)等有关法律法规严肃处理;对虚报、瞒报有关情况骗取上级专项补助资金的,除责令其立即纠正外,要相应核减上级专项补助资金,并按规定追究有关单位和人员责任。

第十五条 省级财政、卫生部门要及时将本地区补助资金分配使用情况上报财政部、卫生部,有关资金分配文件要同时抄送财政部驻当地财政监察专员办事处。

第十六条 各省级财政、卫生部门要根据本办法,结合当地实际,制定本地区基本公共卫生服务补助资金的具体管理办法。

第十七条 本办法自通知下发之日起执行,有财政部商卫生部负责解释。财政部、卫生部制定的《城市社区公共卫生服务专项补助资金管理办法》(财社〔2008〕2号)同时废止。

财政部 卫生部

二○一○年十二月三十一日

资料来源:http://www.87994.com/.

第四节 上级补助收入和其他收入

📖 学习目标

◇了解基层医疗卫生机构上级补助收入和其他收入的含义;

◇学会基层医疗卫生机构上级补助收入和其他收入的核算。

一、上级补助收入

上级补助收入是指基层医疗卫生机构从主管部门和上级单位等取得的非财政补助收入,即基层医疗卫生机构的主管部门或上级单位用财政补助收入以外的收入,如自身组织的收入和集中的下级单位的收入拨给基层医疗卫生机构的资金。

基层医疗卫生机构为了核算上级补助收入的取得与结转情况,应设置"上级补助收入"(收入类)科目,贷方登记收到的上级补助收入数,借方登记期末结转数,期末结转后应无余额。

"上级补助收入"科目应按照上级补助收入项目等设置明细科目。

【例7-7】某卫生院2013年发生下列有关上级补助收入的业务或事项。

1. 2013年8月10日,收到上级主管部门通过银行拨来的非财政资金补助9 000元。

借:银行存款　　　　　　　　　　　　　　　9 000
　　贷:上级补助收入　　　　　　　　　　　　　　　9 000

2. 期末,结转"上级补助收入"账户累计发生额9 000元。

借:上级补助收入　　　　　　　　　　　　　9 000
　　贷:本期结余　　　　　　　　　　　　　　　　9 000

二、其他收入

其他收入是指基层医疗卫生机构取得的除医疗收入、财政补助收入和上级补助收入以外的各项收入,包括接受的社会捐赠、利息收入、确实无法支付的应付款项等。

基层医疗卫生机构为了核算其他收入的取得与结转情况,应设置"其他收入"(收入类)科目,贷方登记收到的其他收入数,借方登记期末结转数,期末结转后应无余额。

"其他收入"科目应按照其他收入的种类设置明细科目。

【例7-8】某卫生院暂时没有纳入"收支两条线"管理范围,2013年某月发生下列有关其他收入业务或事项。

1. 经批准,将账面价值5 800元的一台一般设备变价出售,通过银行受到变价款1 000元。

借:银行存款　　　　　　　　　　　　　　　1 000
　　贷:其他收入——固定资产变价收入　　　　　　　1 000

同时，

借：固定基金——固定资产占用   5 800

  贷：固定资产——一般设备——某设备   5 800

2. 在月末药品盘点中，盘盈某种西药价值 710 元，经批准列收。

借：库存物资——药品——西药——某药   710

  贷：其他收入——库存物资盘盈   710

3. 接受某慈善机构捐赠某种西药一批，价值 15 000 元。

借：库存物资——药品——西药——某药   15 000

  贷：其他收入——捐赠   15 000

4. 接受某慈善机构捐赠善款 20 000 元，通过银行收讫。

借：银行存款   20 000

  贷：其他收入——捐赠   20 000

5. 收到开户银行转来的存款利息单，本月银行存款利息 610 元。

借：银行存款   610

  贷：其他收入——利息收入   610

6. 某患者租用救护车，以现金交来租金 200 元。

借：库存现金   200

  贷：其他收入——救护车租金收入   200

7. 办公室变卖过期期刊，以现金交来变价款 100 元。

借：库存现金   100

  贷：其他收入——废品变价收入   100

8. 期末，结转"其他收入"账户累计发生额 37 620 元（明细项目略）。

借：其他收入（明细科目略）   37 620

  贷：本期结余   37 620

注：若所有收入全额实行"收支两条线"管理，有关其他收入在取得时也应该先作为负债计入应缴款项，准备上缴国库或财政专户，待返还后才能确认为其他收入。

第八章 支 出

第一节 支出的内容与管理

📋 学习目标

◇ 了解基层医疗卫生机构支出的内容；
◇ 掌握基层医疗卫生机构支出管理的要求。

一、支出的内容

支出是指基层医疗卫生机构开展医疗卫生服务及其他活动发生的资金耗费和损失。基层医疗卫生机构支出包括医疗卫生支出、财政基建设备补助支出、其他支出和待摊费用。支出核算设置的会计科目及其核算内容如表 8 - 1 所示。

表 8 - 1   支出类会计科目及其核算内容

科目名称	核算内容
医疗卫生支出	核算基层医疗卫生机构在开展基本医疗和公共卫生服务活动中发生的支出，包括人员经费、耗用的药品及材料成本、维修费和其他公用经费等。
财政基建设备补助支出	核算基层医疗卫生机构利用财政补助收入安排的基本建设支出和设备购置支出。
其他支出	核算基层医疗卫生机构本期发生的，除医疗卫生支出、财政基建设备补助支出以外的其他支出，包括罚没支出、捐赠支出、财产物资盘亏或毁损损失等。

二、支出的管理与控制

支出是基层医疗卫生机构财务管理和会计核算的重要内容,基层医疗卫生机构应当加强支出的管理与控制。

(一)建立健全支出管理制度和岗位责任制

基层医疗卫生机构应该明确相关部门和岗位的职责、权限,确保支出的申请与审批、审批与执行、执行与审核、审核与付款结算等不相容职务相互分离,合理设置岗位,加强制约和监督。

(二)各项支出要符合国家有关财经法规制度

基层医疗卫生机构要严格按照基层医疗卫生机构财务会计制度的规定确认、核算支出。各项支出应当严格执行国家规定的开支范围及标准;国家没有统一规定的,由基层医疗卫生机构规定,报主管部门和财政部门备案。

人员经费的开支标准要和机构编制数相适应,一般按编制内实有人数核定,不能擅自调整标准,也不得违反规定的程序和办法进行分配;公用经费的开支标准必须严格执行相关财务规定,要与当地社会经济发展水平相适应,要本着精打细算、厉行节约的原则合理开支。各项支出不得虚列虚报,不得以计划数和预算数代替。

基层医疗卫生机构的规定违反法律和国家政策的,主管部门和财政部门应当责令其改正。

(三)健全支出的申请、审批、审核、支付等管理制度

基层医疗卫生机构应当明确规定各项支出审批的权限、责任和相关控制措施。审批人必须在授权范围内审批,严禁无审批支出。建立重大支出集体决策制度和责任追究制度。

(四)加强支出的审核控制

基层医疗卫生机构应当完善支出凭证控制手续和核算控制制度,及时编制支出凭证,保证核算的及时性、真实性和完整性。

基层医疗卫生机构应当严格执行政府采购和国家关于药品采购的有关规定。

基层医疗卫生机构应当严格执行专项资金的管理规定,基层医疗卫生机构从财政部门和主管部门取得的有指定项目和用途并且要求单独核算的专项资金,应当按照要求定期向财政部门或者主管部门报送专项资金使用情况;项目完成后,应当报送专项资金支出决算和使用效果的书面报告,接受财政部门或者主管部门的检查、验收。

基层医疗卫生机构的基本建设项目支出应当按国家有关规定执行。

医改小贴士

加强项目资金管理

各级财政部门要按照财政部、卫生部《关于印发基本公共卫生服务项目补助资金管理办法的通知》(财社〔2010〕311号)要求,建立健全基本公共卫生服务经费保障机制,在预算中足额安排本级财政应当承担的基本公共卫生服务专项资金,采取预拨加结算的方式并根据绩效考核结果,及时足额拨付专项资金,保证基层开展基本公共卫生服务。基本公共卫生服务补助经费主要用于基层医疗卫生机构按照规定免费向城乡居民提供基本公共卫生服务,包括各类专业公共卫生机构在内的非基层医疗卫生机构不得截留、挤占和挪用。

资料来源:《卫生部、财政部关于做好2011年基本公共卫生服务项目工作的通知》。

第二节　医疗卫生支出

🗐 学习目标

◇了解基层医疗卫生机构医疗卫生支出的含义与内容;
◇学会基层医疗卫生机构医疗卫生支出的核算。

一、医疗卫生支出的含义与内容

医疗卫生支出是指基层医疗卫生机构在开展基本医疗和公共卫生服务活动中发生的支出,包括医疗支出和公共卫生支出。

二、医疗卫生支出的核算

为了核算医疗卫生支出的发生与期末结转情况,基层医疗卫生机构应设置"医疗卫生支出"(支出类)科目,借方登记医疗卫生业务发生的实际支出数,贷方登记期末结转数,期末结转后应无余额。

"医疗卫生支出"科目应设置"医疗支出"和"公共卫生支出"明细科目。

"医疗支出"明细科目具体设置的项目如表8－2所示。

"公共卫生支出"明细科目具体设置的项目除不设置"提取医疗风险基金"外,

其他项目如表 8 - 2 所示。

表 8 - 2 　　　　　　　　　"医疗支出"明细科目的设置

		基本工资
1. 人员支出	(1)工资福利支出	津贴补贴
		奖金
		社会保障缴费
		伙食补助费
		绩效工资
		其他工资福利支出
		其中:临时工工资
	(2)对个人和家庭补助支出	离休费
		退休费
		抚恤金
		生活补助
		救济费
		医疗费
		助学金
		奖励金
		住房公积金
		提租补贴
		购房补贴
		其他对个人和家庭补助支出
2. 药品费	西药	
	中成药	
	中草药	
3. 材料支出	卫生材料费	
	血费	
	氧气费	
	放射材料	

	化验材料	
	其他卫生材料	
	其他材料费	
	低值易耗品	
4.非财政资本性支出		
5.维修费		
6.提取医疗风险基金		
7.其他公用经费	办公费	
	印刷费	
	咨询费	
	手续费	
	水费	
	电费	
	邮电费	
	取暖费	
	物业管理费	
	差旅费	
	因公出国(境)费用	
	维修(护)费	
	租赁费	
	会议费	
	培训费	
	公务接待费	
	专用燃料费	
	劳务费	
	委托业务费	
	工会经费	
	福利费	
	公务用车运行维护费	
	其他交通费用	
	其他	

【例8-1】某卫生院没有纳入国库集中支付制度,2013年发生下列有关医疗卫生支出的业务或事项。

1. 计提本月份职工应付职工薪酬,其中:

基本工资23 000元。

其中:医疗人员基本工资15 000元;

公共卫生人员基本工资5 000元;

其他人员基本工资3 000元。

绩效工资17 500元。

其中:医疗人员绩效工资12 500元;

公共卫生人员绩效工资3 500元;

其他人员绩效工资1 500元。

借:医疗卫生支出——医疗支出——人员经费——基本工资　　15 000

　　　　　　　　　　　　　　　　　——绩效工资　　12 500

　　　　　——公共卫生支出——人员经费——基本工资　　5 000

　　　　　　　　　　　　　　　　　——绩效工资　　3 500

　　待摊支出——人员经费——基本工资　　　　　　　　3 000

　　　　　　　——绩效工资　　　　　　　　　　　　1 500

　　贷:应付职工薪酬——基本工资　　　　　　　　　　　　　23 000

　　　　　　　　　　——绩效工资　　　　　　　　　　　　　17 500

2. 计提本月份卫生院应负担的医疗保险费,其中:医疗业务部分1 500元,公共卫生业务部分500元,其他300元。

借:医疗卫生支出——医疗支出——人员经费——社会保障缴费　　1 500

　　　　　　　——公共卫生支出——人员经费——社会保障缴费　　500

　　待摊支出——人员经费——社会保障缴费　　　　　　　　300

　　贷:应付社会保障费——应付医疗保险费　　　　　　　　　　　2 300

3. 委托银行代发放本月工资40 500元,其中:基本工资23 000元,绩效工资17 500元。

借:应付职工薪酬——基本工资　　　　　　　　23 000

　　　　　　　　——绩效工资　　　　　　　　17 500

　　贷:银行存款　　　　　　　　　　　　　　40 500

4. 委托银行转交医疗保险费2 300元。财务人员根据有关凭证,填制会计凭证,做会计分录如下:

借:应付社会保障费——应付医疗保险费　　　　2 300

　　贷:银行存款　　　　　　　　　　　　　　2 300

5. 药房报来本月"药品发出汇总表"，列明基本医疗本月份领用药品共计3 500元（具体品种略）。

借：医疗卫生支出——医疗支出——药品支出　　3 500

贷：库存物资——药品（明细科目略）　　　　　　3 500

6. 库房报来本月"卫生材料发出汇总表"，列明本月份公共卫生业务领用卫生材料共计1 430元（具体品种略）。

借：医疗卫生支出——公共卫生支出——卫材支出　　1 430

贷：库存物资——卫生材料（明细科目略）　　　　　　1 430

7. 新购置零星办公用品一批，价值共计1 420元，直接发放给各办公室，其中：医疗业务部分800元，公共卫生业务部分500元，其他120元。款项通过银行转账付讫。

借：医疗卫生支出——医疗支出——其他材料支出　　　　800

　　　　　　——公共卫生支出——其他材料支出　　　　500

待摊支出——其他材料支出　　　　　　　　　　　　120

贷：银行存款　　　　　　　　　　　　　　　　　1 420

8. 为扩大基本医疗业务，用自有资金购置一台不需要安装的某种专用设备，价款3 700元，款项通过银行转账付讫。

借：医疗卫生支出——医疗支出——非财政资本性支出　　3 700

贷：银行存款　　　　　　　　　　　　　　　　　3 700

同时，

借：固定资产——专用设备——某设备　　3 700

贷：固定基金——固定资产占用　　　　　　3 700

9. 通过银行转账支付基本医疗设备定期检修费340元。

借：医疗卫生支出——医疗支出——维修费　　340

贷：银行存款　　　　　　　　　　　　　　340

10. 通过银行转账支付电费2 000元，其中：基本医疗业务部分1 200元，公共卫生业务部分800元。

借：医疗卫生支出——医疗支出——其他公用经费　　　　1 200

　　　　　　——公共卫生支出——其他公用经费　　　　800

贷：银行存款　　　　　　　　　　　　　　　　　2 000

11. 按照规定计算出本月应计提的风险基金为4 600元。

借：医疗卫生支出——医疗支出——计提医疗风险基金　　4 600

贷：专用基金——医疗风险基金　　　　　　　　　　4 600

12.月末,结转本月份医疗卫生支出累计发生额 451 860 元(明细项目略)。

借:本期结余   451 860

　　贷:医疗卫生支出(明细项目略)   451 860

【知识拓展 8-1】

《国家基本公共卫生服务规范(2011 年版)》简介

实施国家基本公共卫生服务项目是促进基本公共卫生服务逐步均等化的重要内容,也是我国公共卫生制度建设的重要组成部分。国家基本公共卫生服务项目自 2009 年启动以来,在城乡基层医疗卫生机构得到了普遍开展,取得了一定的成效。2011 年,人均基本公共卫生服务经费补助标准由每年 15 元提高至 25 元。为进一步规范国家基本公共卫生服务项目管理,卫生部在《国家基本公共卫生服务规范(2009 年版)》基础上,组织专家对服务规范内容进行了修订和完善,形成了《国家基本公共卫生服务规范(2011 年版)》(以下简称《规范》)。

《规范》包括 11 项内容,即城乡居民健康档案管理、健康教育、预防接种、0~6 岁儿童健康管理、孕产妇健康管理、老年人健康管理、高血压患者健康管理、2 型糖尿病患者健康管理、重性精神疾病患者管理、传染病及突发公共卫生事件报告和处理以及卫生监督协管服务规范。在各项服务规范中,分别对国家基本公共卫生服务项目的服务对象、内容、流程、要求、考核指标及服务记录表等作出了规定。《规范》中针对个体服务的相关服务记录表应纳入居民健康档案统一管理,考核指标标准由各地根据本地实际情况自行确定。

《规范》是乡镇卫生院、村卫生室和社区卫生服务中心(站)等城乡基层医疗卫生机构为居民免费提供基本公共卫生服务的参考依据,也可作为各级卫生行政部门开展基本公共卫生服务绩效考核的依据。《规范》所列基本公共卫生服务项目主要由乡镇卫生院和社区卫生服务中心负责组织实施,村卫生室、社区卫生服务站分别接受乡镇卫生院和社区卫生服务中心的业务管理,并合理承担基本公共卫生服务任务。城乡基层医疗卫生机构开展国家基本公共卫生服务应接受当地疾病预防控制、妇幼保健、卫生监督等专业公共卫生机构的业务指导。其他医疗卫生机构提供国家基本公共卫生服务可参照本《规范》执行。

地方各级卫生行政部门可根据本《规范》的基本要求,结合当地实际情况制订本地区的基本公共卫生服务规范。鉴于国家基本公共卫生服务项目将随着经济社会发展、公共卫生服务需要变化和财政承受能力提高等因素不断调整,卫生部将根据实际情况适时对《规范》进行修订。

资料来源:《卫生部关于印发〈国家基本公共卫生服务规范(2011 年版)〉的通知》。

【知识拓展 8 - 2】

行政事业单位支出业务控制的规定

一、建立健全支出内部管理制度,合理设置岗位

单位应当建立健全支出内部管理制度,确定单位经济活动的各项支出标准,明确支出报销流程,按照规定办理支出事项。

单位应当合理设置岗位,明确相关岗位的职责权限,确保支出申请和内部审批、付款审批和付款执行、业务经办和会计核算等不相容岗位相互分离。

二、明确各关键岗位的职责权限,严格审批、审核、支付、核算和归档

单位应当按照支出业务的类型,明确内部审批、审核、支付、核算和归档等支出各关键岗位的职责权限。实行国库集中支付的,应当严格按照财政国库管理制度有关规定执行。

(一)加强支出审批控制。明确支出的内部审批权限、程序、责任和相关控制措施。审批人应当在授权范围内审批,不得越权审批。

(二)加强支出审核控制。全面审核各类单据。重点审核单据来源是否合法,内容是否真实、完整,使用是否准确,是否符合预算,审批手续是否齐全。

支出凭证应当附反映支出明细内容的原始单据,并由经办人员签字或盖章,超出规定标准的支出事项应由经办人员说明原因并附审批依据,确保与经济业务事项相符。

(三)加强支付控制。明确报销业务流程,按照规定办理资金支付手续。签发的支付凭证应当进行登记。使用公务卡结算的,应当按照公务卡使用和管理有关规定办理业务。

(四)加强支出的核算和归档控制。由财会部门根据支出凭证及时准确登记账簿;与支出业务相关的合同等材料应当提交财会部门作为账务处理的依据。

资料来源:《行政事业单位内部控制规范(试行)》(财会〔2012〕21 号)。

第三节 财政基建设备补助支出和其他支出

学习目标

◇了解基层医疗卫生机构财政基建设备补助支出和其他支出的含义;
◇学会基层医疗卫生机构财政基建设备补助支出和其他支出的核算。

一、财政基建设备补助支出

财政基建设备补助支出是指基层医疗卫生机构利用财政补助收入安排的基本建设支出和设备购置支出。

基层医疗卫生机构为了核算使用财政补助收入安排相关基建和设备购置支出和期末结转情况,应设置"财政基建设备补助支出"(支出类)科目,借方登记使用财政补助收入安排相关基建和设备购置发生的实际支出数,贷方登记期末结转数,期末结转后应无余额。

"财政基建设备补助支出"科目应按照基建和设备购置的具体项目设置明细科目。

【例8-2】某卫生院财政基本建设补助收入和设备购置补助收入纳入国库直接支付管理,2013年某月发生下列有关财政基建设备补助支出的业务或事项。

1.经批准用财政基本建设补助资金新建CT室。该项目通过招标后某建筑公司中标,卫生院收到财政零余额账户代理银行转来的"财政直接支付入账通知书",支付某建筑公司CT室项目预付工程款130 000元。

借:财政基建设备补助支出——CT室　　　　130 000
　　贷:财政补助收入——基本建设补助收入　　　130 000
同时,
借:在建工程——CT室　　　　130 000
　　贷:固定基金——在建工程占用　　　130 000

2.上述CT室建造完工,经验收后交付使用,工程决算单列明项目总造价280 000元。余款150 000元由财政零余额账户代理银行直接支付。

借:财政基建设备补助支出——病房楼　　　　150 000
　　贷:财政补助收入——基本建设补助收入　　　150 000
同时,
借:在建工程——CT室　　　　150 000
　　贷:固定基金——在建工程占用　　　150 000
将CT室转入固定资产:
借:固定资产——房屋及建筑物　　　　280 000
　　贷:在建工程——CT室　　　　280 000
同时,
借:固定基金——在建工程占用　　　　280 000
　　贷:固定基金——固定资产占用　　　280 000

3. 政府采购中心用财政设备购置资金为卫生院购置某种不需要安装的专用设备一台,价值 48 000 元。

借:财政基建设备补助支出——某设备　　　　48 000

　　贷:财政补助收入——设备购置补助收入　　　48 000

同时,

借:固定资产——专用设备——某设备　　　　48 000

　　贷:固定基金——固定资产占用　　　　　48 000

4. 期末,结转财政基建设备补助支出累计发生额 32 800 元。

借:本期结余　　　　　　　　　　　　　32 800

　　贷:财政基建设备补助支出　　　　　　　32 800

二、其他支出

其他支出是指基层医疗卫生机构本期发生的,除医疗卫生支出、财政基建设备补助支出以外的其他支出,包括对外捐赠、财产物资盘亏或毁损损失、罚没支出和捐赠支出等。

基层医疗卫生机构为了核算其他支出的发生与期末结转情况,应设置"其他支出"(支出类)科目,借方登记其他支出的确认与发生数,贷方登记期末结转数,期末结转后应无余额。

"其他支出"科目应按照其他支出种类和项目设置明细科目。

【例 8 - 3】某卫生院 2013 年某月发生下列有关其他支出的业务或事项。

1. 通过银行转账向希望工程捐款 3 000 元。

借:其他支出——捐赠支出　　　　　　　　3 000

　　贷:银行存款　　　　　　　　　　　　3 000

2. 在对药房药品盘点中盘亏某种中草药,价值 120 元,经领导批准核销。

借:其他支出——盘亏损失　　　　　　　　120

　　贷:库存物资——药品——中草药　　　　120

3. 通过银行转账支付药检部门药品检查罚款 500 元。

借:其他支出——罚没支出　　　　　　　　500

　　贷:银行存款　　　　　　　　　　　　500

4. 期末,结转本期"其他支出"账户累计发生额 3 620 元。

借:本期结余　　　　　　　　　　　　　3 620

　　贷:其他支出　　　　　　　　　　　　3 620

第九章 净 资 产

净资产是指基层医疗卫生机构资产减去负债后的余额。净资产包括固定基金、事业基金、专用基金、财政补助结转(余)和未弥补亏损。净资产核算设置的会计科目及其核算内容如表9-1所示。

表9-1 净资产类会计科目及其核算内容

科目名称	核算内容
固定基金	核算基层医疗卫生机构固定资产、在建工程、无形资产形成的资金占用。
事业基金	核算基层医疗卫生机构按照规定设置的用于弥补亏损的净资产,包括从结余分配转入资金(不包括财政基本支出补助结转结余资金)、资产评估增值等。
专用基金	核算基层医疗卫生机构按照有关规定提取、设置的有专门用途的资金,主要包括医疗风险基金、职工福利基金、奖励基金和其他专用基金等。
本期结余	核算基层医疗卫生机构当期收入减去支出后的余额。
财政补助结转(余)	核算基层医疗卫生机构具有限定用途结转继续使用的财政补助结转结余资金,包括基本支出补助结转和项目支出补助结转(余)。
其他限定用途结转(余)	核算基层医疗卫生机构除财政补助结转(余)以外的结转以后年度继续使用的其他限定用途结转结余资金。
结余分配	核算基层医疗卫生机构当年结余的分配情况和结果。

第一节 基 金

学习目标

◇了解基层医疗卫生机构固定基金、事业基金和专用基金的含义与内容；
◇学会基层医疗卫生机构固定基金、事业基金和专用基金的核算。

一、固定基金

（一）固定基金的定义

固定基金是指基层医疗卫生机构固定资产、在建工程、无形资产形成的资金占用。

（二）固定基金的核算

基层医疗卫生机构为了核算固定基金的增减变动情况,应设置"固定基金"（净资产类）科目,贷方登记通过各种方式形成的固定基金数,借方登记因各种原因减少的固定基金数。固定基金（固定资产占用）期末贷方余额,反映基层医疗卫生机构的固定资产资金占用金额;固定基金（在建工程占用）期末贷方余额,反映基层医疗卫生机构的在建工程资金占用金额;固定基金（无形资产占用）期末贷方余额,反映基层医疗卫生机构的无形资产资金占用金额。

"固定基金"明细科目的设置及其核算内容如表9－2所示。

表9－2　　　　　　　**"固定基金"明细科目的设置及其核算内容**

一级明细科目	核算内容
固定资产占用	核算基层医疗卫生机构通过购入、调入、建造等方式取得的固定资产所形成的资金占用,以及由于固定资产出售、报废、毁损等原因减少的资金占用。
在建工程占用	核算基层医疗卫生机构在建工程交付使用前累计占用的资金。
无形资产占用	核算基层医疗卫生机构通过购入等方式取得的无形资产所形成的资金占用,以及由于无形资产出售等原因减少的资金占用。

"固定基金——固定资产占用"账户的结构如图9－1所示。

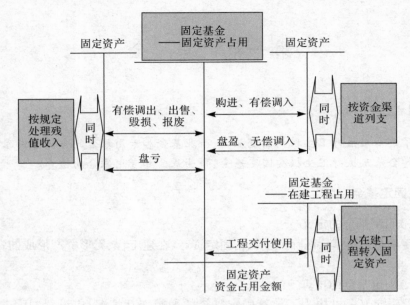

图 9 – 1 "固定基金——固定资产占用"账户结构图

"固定基金——在建工程占用"账户的结构如图 9 – 2 所示。

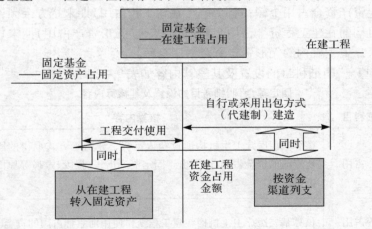

图 9 – 2 "固定基金——在建工程占用"账户结构图

【例 9 – 1】某卫生院暂时没有纳入国库集中支付范围,也没有实行"收支两条线"管理,本年发生下列有关固定基金的增减业务。

1. 用财政项目支出补助资金购入不需要安装的一般设备一台,价值 45 600

元,支付运杂费 500 元,价款及运费通过银行存款转账支付。

　　借:财政基建设备补助支出　　　　　　　　　46 100
　　　贷:银行存款　　　　　　　　　　　　　　　　　46 100
　　同时,
　　借:固定资产——一般设备——某设备　　　　46 100
　　　贷:固定基金——固定资产占用　　　　　　　　46 100

　　2. 用自有资金购入不需要安装的主要用于基本医疗的专用设备一台,价值 14 500 元,价款通过银行转账支付。

　　借:医疗卫生支出——医疗支出——非财政资本性支出　　14 500
　　　贷:银行存款　　　　　　　　　　　　　　　　　　　14 500
　　同时,
　　借:固定资产——专用设备——某设备　　　　14 500
　　　贷:固定基金——固定资产占用　　　　　　　　14 500

　　3. 用财政项目支出补助资金购入需要安装的专用设备一台,价值 79 400 元,价款通过银行转账支付。

　　借:财政基建设备补助支出　　　　　　　　　79 400
　　　贷:银行存款　　　　　　　　　　　　　　　　　79 400
　　同时,
　　借:在建工程——专用设备——某设备　　　　79 400
　　　贷:固定基金——在建工程占用　　　　　　　　79 400

　　4. 上述购入的专用设备在安装过程中支付安装用辅助材料费 3 000 元,安装人员劳务费 1 000 元,通过银行转账支付。

　　借:财政基建设备补助支出　　　　　　　　　4 000
　　　贷:银行存款　　　　　　　　　　　　　　　　　4 000
　　同时,
　　借:在建工程——专用设备——某设备　　　　4 000
　　　贷:固定基金——在建工程占用　　　　　　　　4 000

　　5. 上述专用设备安装完毕,经验收后交付使用。

　　借:固定资产——专用设备——某设备　　　　83 400
　　　贷:在建工程——专用设备——某设备　　　　　83 400
　　同时,
　　借:固定基金——在建工程占用　　　　　　　83 400
　　　贷:固定基金——固定资产占用　　　　　　　　83 400

6. 用自有资金购入一台不需要安装的一般设备,价值 42 400 元,该设备既可用于基本医疗业务也可用于公共卫生业务,具体列支比例有待研究,设备价款通过银行转账支付。

借:待摊支出   42 400

 贷:银行存款   42 400

同时,

借:固定资产——一般设备——某设备   42 400

 贷:固定基金——固定资产占用   42 400

7. 上述购入的一般设备经研究,根据医疗和公共卫生的业务量大小按 4∶6 分摊。

借:医疗卫生支出——医疗支出——非财政资本性支出 16 960

    ——公共卫生支出——非财政资本性支出 25 440

 贷:待摊支出   42 400

8. 县卫生局无偿调入不需要安装的一般设备一台,估价 69 800 元。

借:固定资产——一般设备——某设备   69 800

 贷:固定基金   69 800

9. 县卫生局有偿调拨不需要安装的专用设备一台,"设备调拨单"列明价值 6 700 元,设备价款用自有资金通过银行转账支付。

借:医疗卫生支出——医疗支出——非财政资本性支出 6 700

 贷:银行存款   6 700

同时,

借:固定资产——专用设备——某设备   6 700

 贷:固定基金——固定资产占用   6 700

10. 接受外单位捐赠的需要安装的专用设备一台,该设备目前市场价值 15 800 元。

借:在建工程——专用设备——某设备   15 800

 贷:固定基金——在建工程占用   15 800

11. 用自有资金通过银行转账支付上述捐赠设备的运输费 1 500 元。

借:在建工程——专用设备——某设备   1 500

 贷:银行存款   1 500

同时,

借:医疗卫生支出——医疗支出——非财政资本性支出 1 500

 贷:固定基金——在建工程占用   1 500

12. 用自有资金通过银行转账支付上述捐赠设备安装调试的材料费 3 000 元,

技术人员的劳务费 1 500 元。

    借:在建工程——专用设备——某设备   4 500

      贷:银行存款   4 500

    同时,

    借:医疗卫生支出——医疗支出——非财政资本性支出   4 500

      贷:固定基金——在建工程占用   4 500

13. 上述捐赠设备安装调试完毕交付使用。

    借:固定资产——专用设备——某设备   21 800

      贷:在建工程——专用设备——某设备   21 800

    同时,

    借:固定基金——在建工程占用   21 800

      贷:固定基金——固定资产占用   21 800

14. 报经卫生部门和财政部门批准,卫生院准备用财政基本建设补助资金对住院病房重新装修改造。住院病房账面价值 350 000 元,在重新装修改造前转入在建工程。

    借:在建工程——住院病房   350 000

      贷:固定资产——房屋建筑物——住院病房   350 000

    同时,

    借:固定基金——固定资产占用   350 000

      贷:固定基金——在建工程占用   350 000

15. 上述住院病房在重新装修改造过程中支付材料款 120 000 元,工时费 100 000 元,通过银行转账支付。

    借:在建工程——住院病房   220 000

      贷:银行存款   220 000

    同时,

    借:财政基建设备补助支出——住院病房改造   220 000

      贷:固定基金——在建工程占用   220 000

16. 将上述住院病房在重新装修改造过程中拆除的旧门窗及上下水管道估价后出售,购买单位通过银行转来变价款 12 000 元。旧门窗及上下水管道取得的变价收入报经财政部门批准后用以冲减住院病房重新装修改造的支出。

    借:银行存款   12 000

      贷:在建工程——住院病房   12 000

    同时,

    借:固定基金——在建工程占用   12 000

贷:财政基建设备补助支出——住院病房改造　　　　12 000

17. 上述住院病房重新装修改造完工,经验收后正式交付使用。

借:固定资产——房屋建筑物——住院病房　　　　558 000

　　贷:在建工程——住院病房　　　　　　　　　　　　558 000

同时,

借:固定基金——在建工程占用　　　　558 000

　　贷:固定基金——固定资产占用　　　　558 000

18. 将长期闲置的一般设备一台出售,通过银行取得价款 5 000 元,该设备账面价值 7 000 元。报经财政部门批准后将该设备售价的 80% 上缴财政,其余留归卫生院。

借:银行存款　　　　5 000

　　贷:应缴款项　　　　4 000

　　　　其他收入　　　　1 000

同时,

借:固定基金——固定资产占用　　　　7 000

　　贷:固定资产——一般设备——某设备　　　　7 000

19. 一般设备一台因年久失修,报经卫生部门和财政部门审批,将其报废,残值收入扣除清理费用后上缴财政。该设备账面价值 52 000 元,报废过程中通过银行支付清理费用 1 000 元,通过银行收到残值收入 3 000 元。

借:固定基金——固定资产占用　　　　52 000

　　贷:固定资产——一般设备——某设备　　　　52 000

借:银行存款　　　　2 000

　　贷:应缴款项　　　　2 000

20. 按照卫生部门和财政部门的批示,将一般设备一台无偿调拨给某卫生院,账面价值 4 320 元。

借:固定基金——固定资产占用　　　　4 320

　　贷:固定资产——一般设备——某设备　　　　4 320

21. 在财产清查过程中,盘盈一般设备一台,估价 3 420 元,经批准补记固定资产账。

借:固定资产——一般设备——某设备　　　　3 420

　　贷:固定基金——固定资产占用　　　　3 420

22. 在财产清查过程中,盘亏一般设备一台,账面价值 4 700 元,经批准应由相关责任人赔偿 700 元,同时冲销固定资产账。相关责任人赔偿的款项待收到后上缴财政。

借:固定基金——固定资产占用   4 700

  贷:固定资产———一般设备——某设备   4 700

借:其他应收款——某责任人   700

  贷:应缴款项   700

二、事业基金

（一）事业基金的定义及内容

事业基金是指基层医疗卫生机构按照规定设置的用于弥补亏损的净资产,包括从结余分配转入资金(不包括财政基本支出补助收入)、资产评估增值等。

事业基金是基层医疗卫生机构医疗卫生活动过程中所使用流动资产的主要价值形式,它主要是财政对基层医疗卫生机构的补助资金及其业务运转过程中收取的资金形成的。事业基金在基层医疗卫生机构医疗卫生业务活动过程中起着"蓄水池"的作用,业务活动情况好、收入较多时,当年结转到事业基金中的结余就增加,为基层医疗卫生机构的业务开展做好资金储备。

（二）事业基金的核算

基层医疗卫生机构为了核算事业基金的增减变动情况,应设置"事业基金"(净资产类)科目,贷方登记年终从结余分配中转入的数额,借方登记弥补亏损数,期末贷方余额反映基层医疗卫生机构按照规定设置的事业基金金额。

【例9-2】某卫生院发生下列有关事业基金的业务或事项。

1. 假定年终按规定计提职工福利基金和奖励基金后"结余分配——待分配结余"贷方余额为3 245元。

借:结余分配——待分配结余   3 245

  贷:事业基金   3 245

2. 假定年终收支账户及限定用途的资金结转(余)结转后出现需要弥补的亏损4 871元,结转到"结余分配——待分配结余"后"结余分配——待分配结余"借方余额为6 892元。经批准当年可以用"事业基金"弥补3 000元,剩余部分留待以后年度弥补。

借:事业基金   3 000

  贷:结余分配——事业基金弥补亏损   3 000

三、专用基金

（一）专用基金的定义及内容

专用基金,即基层医疗卫生机构按照规定提取、设置的有专门用途的资金,主要包括医疗风险基金、职工福利基金、奖励基金和其他专用基金等。

1. 医疗风险基金

医疗风险基金是指从医疗卫生支出中计提、专门用于支付基层医疗卫生机构购买医疗风险保险发生的支出或实际发生的医疗事故赔偿的资金。

2. 职工福利基金

职工福利基金是指按业务收支结余的一定比例提取、专门用于职工集体福利设施、集体福利待遇的资金。

3. 奖励基金

奖励基金是指执行核定收支等预算管理方式的基层医疗卫生机构,在年度终了对核定任务完成情况进行绩效考核合格后,可按照业务收支结余的一定比例提取的基金,由基层医疗卫生机构结合绩效工资的实施用于职工绩效考核奖励。

4. 其他专用基金

其他专用基金是指按照有关规定提取、设置的其他专用资金。

(二)专用基金的管理

各项基金的提取比例和管理办法,国家有统一规定的,按照统一规定执行;没有统一规定的,由省(自治区、直辖市)主管部门会同同级财政部门确定。

1. 提取的医疗风险基金不得超过当年医疗收入的1%。具体比例可由各省(自治区、直辖市)财政部门会同主管部门根据当地实际情况制定。

2. 基层医疗卫生机构应加强对职工福利基金和医疗风险基金的管理,统筹安排,合理使用。对于职工福利基金和医疗风险基金滚存较多的基层医疗卫生机构,可以适当降低提取比例或者暂停提取。

3. 各项专用基金要专款专用,不得擅自改变用途。

(三)专用基金的特点

专用基金有以下特点:

1. 各项专用基金的提取、设置均有特定的方法和渠道;

2. 各项专用基金都规定有专门的使用用途和使用范围;

3. 各项专用基金的使用都属一次性消耗,没有循环周转,不可能通过专用基金支出直接取得补偿。

(四)专用基金的核算

基层医疗卫生机构为了核算专用基金的设置、提取及使用情况,应设置"专用基金"(净资产类)科目,贷方登记专用基金的设置、提取数,借方登记专用基金的实际支出数,期末贷方余额反映基层医疗卫生机构按照规定设置、提取的具有专门用途的净资产的金额。

"专用基金"科目应按照基金类别设置明细科目。

【例9-3】某卫生院发生下列有关专用基金的业务或事项。

1. 按有关规定计算出某月应提取医疗风险基金3 540元。

借:医疗卫生支出——医疗支出——提取医疗风险基金　　3 540

　　贷:专用基金——医疗风险基金　　　　　　　　　　　　　　3 540

2. 年末,按有关规定计算出应从当年实现的可供分配结余中提取职工福利基金15 800元,奖励基金19 760元。

借:结余分配——提取专用基金　　　　　　　　35 560

　　贷:专用基金——职工福利基金　　　　　　　　　　15 800

　　　　　　——奖励基金　　　　　　　　　　　　　　19 760

3. 年末,根据绩效考核结果,用现金发放职工奖金19 000元。

借:专用基金——奖励基金　　　　　　　　　　19 000

　　贷:库存现金　　　　　　　　　　　　　　　　　　19 000

4. 当年曾发生一起医疗事故,经协商,卫生院应一次性赔偿某患者5 100元。协议签订后,以现金支付某患者。

借:专用基金——医疗风险基金　　　　　　　　5 100

　　贷:库存现金　　　　　　　　　　　　　　　　　　5 100

【知识拓展9-1】

关于事业单位提取专用基金比例问题的通知

财教〔2012〕32号

党中央有关部门,国务院各部委、各直属机构,全国人大常委会办公厅,全国政协办公厅,高法院,高检院,有关人民团体,各省、自治区、直辖市、计划单列市财政厅(局),新疆生产建设兵团财务局:

为贯彻落实《事业单位财务规则》(财政部令第68号),加强事业单位专用基金管理,现将事业单位职工福利基金和修购基金的提取比例问题通知如下:

一、事业单位职工福利基金的提取比例,在单位年度非财政拨款结余的40%以内确定。国家另有规定的,从其规定。

二、中央级事业单位职工福利基金的提取比例,由主管部门会同财政部在单位年度非财政拨款结余的40%以内核定。国家另有规定的,从其规定。

中央级事业单位修购基金的提取比例,由主管部门根据单位收入状况和核算管理的需要,按照事业收入和经营收入的一定比例核定,报财政部备案。事业收入和经营收入较少的事业单位可以不提取修购基金,实行固定资产折旧的事业单位不提取修购基金。国家另有规定的,从其规定。

三、地方事业单位职工福利基金和修购基金的提取比例,由省级财政部门参照本通知的有关规定,结合本地实际确定。

四、本通知自 2012 年 4 月 1 日起施行。

财政部

二〇一二年四月二十三日

第二节　收支结余

📖 学习目标

◇ 了解基层医疗卫生机构收支结余的含义与管理要求;

◇ 掌握基层医疗卫生机构各项结转(余)的含义与计算方法;

◇ 学会基层医疗卫生机构各项结转(余)的核算。

一、收支结余的含义与管理要求

按照《基层医疗卫生机构财务制度》的规定,收支结余是指基层医疗卫生机构收入与支出相抵后的余额,包括业务收支结余和财政项目补助收支结转(余)。收支结余是评价基层医疗卫生机构医疗卫生业务活动的业绩及发展趋势的依据。为了加强基层医疗卫生机构财政补助资金使用情况的检查监督,在计算结余时应当将财政项目补助收支结转(余)单独反映。当期收支结余计算公式如下:

业务收支结余 = 医疗收入 + 财政基本支出补助收入 + 上级补助收入 + 其他收入 − 医疗卫生支出 − 其他支出

财政项目补助收支结转(余) = 财政项目支出补助收入 − 财政项目补助支出

基层医疗卫生机构应当加强结余资金的管理,按照国家规定正确计算和分配结余。结余资金应按规定纳入单位预算,在编制年度预算和执行中需追加预算时,按照财政部门的规定统筹安排使用。

按照《基层医疗卫生机构会计制度》的规定,基层医疗卫生机构期末结转的基本程序如下:

首先,在期末将所有收支科目的本期发生额全额结转到"本期结余"科目;

其次,在期末或年终按照"财政基本支出备查簿"、"财政项目支出备查簿"、"其他限定用途资金备查簿"登记的内容分别分析计算应结转各项限定用途结转(余)的金额;

再次,在期末或年终将各项限定用途结转(余)从"本期结余"科目中转出;

最后,在年末将"本期结余"剔除各项限定用途结转(余)后的余额(即待分配结余)结转到"结余分配"科目。

二、各项结转(余)的含义与科目设置

(一)本期结余

本期结余是指基层医疗卫生机构当期收入减去支出后的余额。有关计算公式如下:

1. 本期实现的结余

本期结余 = 医疗收入 + 财政补助收入 + 上级补助收入 + 其他收入 – 医疗卫生支出 – 财政基建设备补助支出 – 其他支出

2. 本期限定用途的结余(即不参与分配的结余)

本期限定用途的结转(余)= 财政补助结转(余)+ 其他限定用途结转(余)

注:财政补助结转(余)、其他限定用途结转(余)分别按照"财政基本支出备查簿"、"财政项目支出备查簿"、"其他限定用途资金备查簿"登记的内容分析计算取得。

3. 本期实现的待分配的结余(即可参与分配的结余或需弥补的亏损)

本期实现的待分配的结余 = 本期结余 – 本期限定用途的结转(余)

基层医疗卫生机构为了核算本期结余的形成与结转情况,应设置"本期结余"(净资产类)科目,贷方登记期末结转的各项收入数,借方登记期末结转的各项支出及结余转出数。期末贷方余额,反映基层医疗卫生机构自年初至期末扣除财政补助结转(余)、其他限定用途结转(余)以后的尚未分配的累计结余;期末借方余额,反映基层医疗卫生机构自年初至期末尚未结转的未弥补亏损。年末结转后应无余额。

(二)财政补助结转(余)

财政补助结转(余)是指基层医疗卫生机构具有限定用途结转继续使用的财政补助结转结余资金,包括财政基本补助结转和财政项目补助结转(余)。其计算公式如下:

财政补助结转(余)= 财政基本补助结转 + 财政项目补助结转(余)

其中:

财政基本补助结转 = 财政补助收入(基本支出)– 医疗卫生支出(财政基本补助支出)– 财政基建设备补助支出(财政基本补助支出)

财政项目补助结转(余)= 财政补助收入(项目支出)– 医疗卫生支出(财政项目补助支出)– 财政基建设备补助支出(财政项目补助支出)

注:财政补助收入(基本支出)、财政补助收入(项目支出)数据来自"财政补助收入"明细账登记的内容,医疗卫生支出(财政基本补助支出)、财政基建设备补助支出(财政基本补助支出)、医疗卫生支出(财政项目补助支出)、财政基建设备补助支出(财政项目补助支出)分别按照"财政基本支出备查簿"、"财政项目支出备查簿"登记的内容分析计算取得。

基层医疗卫生机构为了核算财政补助结转(余)的形成与结转情况,应设置"财政补助结转(余)"(净资产类)科目,贷方登记期末转入数,借方登记项目完成后的转出数,期末贷方余额反映基层医疗卫生机构的财政补助结余资金数额。

"财政补助结转(余)"科目应设置"财政基本补助结转"和"财政项目补助结转(余)"两个明细科目。

(三)其他限定用途结转(余)

其他限定用途结转(余)是指基层医疗卫生机构除财政补助结转(余)以外的结转以后年度继续使用的其他限定用途结转结余资金。其计算公式如下:

其他限定用途结转(余)=收入科目中的非财政限定用途资金-支出科目中的非财政限定用途资金支出

注:收入科目中的非财政限定用途资金数据来自有关收入明细账登记的内容,支出科目中的非财政限定用途资金支出按照"其他限定用途资金备查簿"登记的内容分析计算取得。

基层医疗卫生机构为了核算其他限定用途结转(余)的形成与结转情况,应设置"其他限定用途结转(余)"(净资产类)科目,贷方登记期末转入数,借方登记项目完成后的转出数,期末贷方余额反映基层医疗卫生机构的其他限定用途结转结余资金数额。

"其他限定用途结转(余)"科目应按照其他限定用途资金的具体项目设置明细科目。

"其他限定用途结转(余)"科目应设置"其他限定用途资金备查簿",按照具体项目详细登记其他限定用途资金收支情况,并在期末分析计算其他限定用途结转(余)金额。

各项结转(余)账户之间的关系可用如图9-3所示。

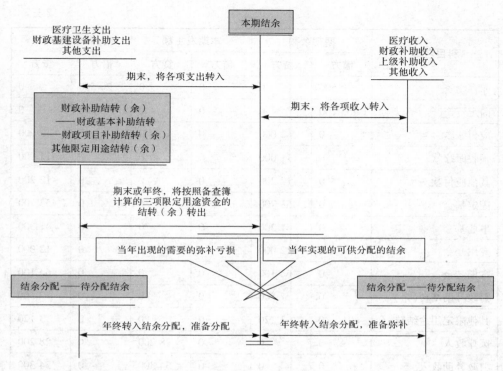

图 9-3 各项结转(余)关系图

三、各项结转(余)核算举例

【例 9-4】假定某卫生院 2013 年 12 月账户发生额及余额试算平衡表(月末结转前)如表 9-3 所示。

表 9-3 某卫生院 2013 年 12 月账户发生额及余额试算平衡表(月末结转前)

单位:元

科目名称	期初余额		本期发生额		期末余额	
	借方	贷方	借方	贷方	借方	贷方
库存现金	4 120	0	5 140	6 530	2 730	0
银行存款	62 100	0	62 000	51 000	73 100	0
应收医疗款	43 400	0	0	0	43 400	0
其他应收款	23 100	0	0	0	23 100	0

科目名称	期初余额		本期发生额		期末余额	
	借方	贷方	借方	贷方	借方	贷方
库存物资	20 500	0	0	0	20 500	0
固定资产	1 453 700	0	0	0	1 453 700	0
应付账款	0	2 000	0	0	0	2 000
预收医疗款	0	11 000	0	0	0	11 000
其他应付款	0	12 200	0	0	0	12 200
固定基金	0	1 453 700	0	0	0	1 453 700
事业基金	0	41 300	0	0	0	41 300
专用基金	0	12 000	0	0	0	12 000
本期结余	0	64 100	0	0	0	64 100
财政补助结转（余）	0	7 500	0	0	0	7 500
其他限定用途结转（余）	0	3 120	0	0	0	3 120
医疗收入	0	0	0	28 200	0	28 200
财政补助收入	0	0	0	34 300	0	34 300
上级补助收入	0	0	0	1 800	0	1 800
其他收入	0	0	0	2 840	0	2 840
医疗卫生支出	0	0	44 200	0	44 200	0
财政基建设备补助支出	0	0	11 600	0	11 600	0
其他支出	0	0	1 730	0	1 730	0
合计	1 606 920	1 606 920	124 670	124 670	1 674 060	1 674 060

（一）12 月 31 日,结转收入类、支出类账户本月累计发生额。

1. 结转 12 月收入类账户累计发生额。

借:医疗收入　　　　　　　　　　　　　28 200

　　财政补助收入　　　　　　　　　　　34 300

　　上级补助收入　　　　　　　　　　　 1 800

　　其他收入　　　　　　　　　　　　　 2 840

　　贷:本期结余　　　　　　　　　　　 67 140

2. 结转 12 月支出类账户累计发生额。

借:本期结余   57 530

　　贷:医疗卫生支出   44 200

　　　　财政基建设备补助支出   11 600

　　　　其他支出   1 730

(二)12 月 31 日,按照"财政基本支出备查簿"、"财政项目支出备查簿"、"其他限定用途资金备查簿"分别分析计算出本月财政基本补助结转 1 000 元,财政项目补助结转(余)2 300 元,其他限定用途结转(余)1 210 元。

1. 12 月 31 日,结转财政基本补助结转 1 000 元。

借:本期结余   1 000

　　贷:财政补助结转(余)——财政基本补助结转   1 000

2. 12 月 31 日,结转财政项目补助结转(余)2 300 元。

借:本期结余   2 300

　　贷:财政补助结转(余)——财政项目补助结转(余)   2 300

注:财政补助项目完成后,在按照有关规定报经财政部门批准将本项目财政项目补助结转(余)上缴、调剂至其他项目或补充事业基金等时,则做如下分录:

借:财政补助结转(余)——财政项目补助结转(余)——本项目(批准金额)

　　贷:银行存款

　　　　零余额账户用款额度

　　　　财政补助结转(余)——财政项目补助结转(余)——其他项目

　　　　事业基金

3. 12 月 31 日,结转其他限定用途资金结转(余)1 210 元。

借:本期结余   1 210

　　贷:其他限定用途结转(余)   1 210

注:其他限定用途的资金项目完成后,在按照有关规定将项目补助结转(余)退回、调剂至其他项目或补充事业基金等时,则做如下分录:

借:其他限定用途结转(余)

　　贷:银行存款

　　　　其他限定用途结转(余)——其他项目

　　　　事业基金

(三)根据上述 12 月 31 日结转的情况编制该卫生院 2013 年 12 月账户发生额及余额试算平衡表(月末结转后)(如表 9－4 所示)。

表 9 – 4　某卫生院 2013 年 12 月账户发生额及余额试算平衡表（月末结转后）

单位:元

科目名称	月末结转前余额		月末结转发生额		12 月末余额	
	借方	贷方	借方	贷方	借方	贷方
库存现金	2 730	0	0	0	2 730	0
银行存款	73 100	0	0	0	73 100	0
应收医疗款	43 400	0	0	0	43 400	0
其他应收款	23 100	0	0	0	23 100	0
库存物资	20 500	0	0	0	20 500	0
固定资产	1 453 700	0	0	0	1 453 700	0
应付账款	0	2 000	0	0	0	2 000
预收医疗款	0	11 000	0	0	0	11 000
其他应付款	0	12 200	0	0	0	12 200
固定基金	0	1 453 700	0	0	0	1 453 700
事业基金	0	41 300	0	0	0	41 300
专用基金	0	12 000	0	0	0	12 000
本期结余	0	64 100	62 040	67 140	0	69 200
财政补助结转（余）	0	7 500	0	3 300	0	10 800
其他限定用途结转（余）	0	3 120	0	1 210	0	4 330
医疗收入	0	28 200	28 200	0	0	0
财政补助收入	0	34 300	34 300	0	0	0
上级补助收入	0	1 800	1 800	0	0	0
其他收入	0	2 840	2 840	0	0	0
医疗卫生支出	44 200	0	0	44 200	0	0
财政基建设备补助支出	11 600	0	0	11 600	0	0
其他支出	1 730	0	0	1 730	0	0
合计	1 674 060	1 674 060	129 180	129 180	1 616 530	1 616 530

第三节 结余分配

📖 学习目标

◇了解基层医疗卫生机构结余分配的基本规定；
◇掌握基层医疗卫生机构结余分配的基本程序；
◇学会基层医疗卫生机构结余分配的核算。

一、结余分配的基本规定

基层医疗卫生机构应于年末将业务收支结余扣除限定用途结转（余）下一年度继续使用的资金后，转入结余分配，年末结余为正数的，可按规定提取职工福利基金等专用基金，剩余部分转入事业基金；年末结余为负数的，不得进行分配，应由事业基金弥补，事业基金不足以弥补的，转入未弥补亏损。

国家另有规定的，从其规定。

二、结余分配的基本程序

（一）年末，将"本期结余"科目余额扣除限定用途结转（余）后的金额结转到"结余分配"的待分配结余的贷方；年末，若"本期结余"科目余额扣除限定用途结转（余）后发生亏损则转入"结余分配"的待分配结余的借方。

（二）若"本期结余"科目余额扣除限定用途结转（余）后有当年可供分配的余额，则按照有关规定提取职工福利基金、奖励基金等。

（三）将当年按有关规定提取的专用基金金额结转到"结余分配"的待分配结余的借方。

（四）将提取专用基金后的待分配结余结转到事业基金。

（五）若"本期结余"科目余额扣除限定用途结转（余）后发生亏损，则应按规定程序报经批准用事业基金弥补。

三、结余分配的核算

基层医疗卫生机构为了核算当年结余的分配情况和结果，应设置"结余分配"（净资产类）科目，贷方登记年末从本期结余结转来的可供分配的金额及用事业基金弥补亏损的金额，借方登记按有关规定提取的各项基金、转入的亏损和转出金额。年末将待分配结余转入事业基金后,应无余额。年末若有借方余额,反映基层医疗卫生机构的累计未弥补亏损。

"结余分配"明细科目的设置如表9-5所示。

表9-5 "结余分配"明细科目的设置

一级明细科目	二级明细科目
待分配结余	
提取专用基金	提取职工福利基金
	提取奖励基金
	提取其他专用基金
事业基金弥补亏损	

【例9-5】承【例9-4】。

(一)年末将"本期结余"账户年末余额转入待分配结余。

"本期结余"账户全年累计余额 = 64 100 + (67 140 - 57 530) - 1 000 - 2 300 - 1 210 = 69 200(元)

借:本期结余　　　　　　　　　　　　　　　69 200

　　贷:结余分配——待分配结余　　　　　　　　　　69 200

注:如果"本期结余"账户年终出现借方余额,则做相反分录。

(二)基层医疗卫生机构的非限定用途结余应按40%和20%分别提取职工福利基金和奖励基金,其余部分转入事业基金。按有关规定办理年终分配及结转事项。

当年应计提的职工福利基金 = 69 200 × 40% = 27 680(元)

当年应计提的奖励基金 = 69 200 × 20% = 13 840(元)

当年应转入事业基金 = 69 200 - 27 680 - 13 840 = 27 680(元)

1. 提取职工福利基金。

借:结余分配——提取专用基金——提取职工福利基金　27 680

　　贷:专用基金——职工福利基金　　　　　　　　　27 680

2. 提取奖励基金。

借:结余分配——提取专用基金——提取奖励基金　13 840

　　贷:专用基金——奖励基金　　　　　　　　　　　13 840

3. 结转当年提取的专用基金数。

借:结余分配——待分配结余　　　　　　　　　41 520

　　贷:结余分配——提取专用基金　　　　　　　　　41 520

4. 其余部分转入事业基金。

借:结余分配——待分配结余　　　　　　　　　　　　　27 680

　　贷:事业基金　　　　　　　　　　　　　　　　　　　　　　　27 680

注:如果 12 月 31 日在办理收支及限定用途资金结转后进行年终结余分配前"结余分配——待分配结余"账户出现借方余额,则应经卫生部门和财政部门批准用以前年度事业基金弥补。如果事业基金不足以弥补,则留待以后年度弥补,并应在当年资产负债表中的"待分配结余"反映。用事业基金弥补的会计分录如下:

借:事业基金

　　贷:结余分配——事业基金弥补亏损

借:结余分配——事业基金弥补亏损

　　贷:结余分配——待分配结余

(三)根据上述年终结余分配的情况编制某卫生院 2013 年 12 月账户发生额及余额试算平衡表(年末结余分配后)如表 9 - 6 所示。

表 9 - 6　某卫生院 2013 年 12 月账户发生额及余额试算平衡表(年末结余分配后)

单位:元

科目名称	12 月月末余额		年终结转与分配发生额		年末余额	
	借方	贷方	借方	贷方	借方	贷方
库存现金	2 730	0	0	0	2 730	0
银行存款	73 100	0	0	0	73 100	0
应收医疗款	43 400	0	0	0	43 400	0
其他应收款	23 100	0	0	0	23 100	0
库存物资	20 500	0	0	0	20 500	0
固定资产	1 453 700	0	0	0	1 453 700	0
应付账款	0	2 000	0	0	0	2 000
预收医疗款	0	11 000	0	0	0	11 000
其他应付款	0	12 200	0	0	0	12 200
固定基金	0	1 453 700	0	0	0	1 453 700
事业基金	0	41 300	0	27 680	0	68 980
专用基金	0	12 000	0	41 520	0	53 520
本期结余	0	110 720	110 720	0	0	0
财政补助结转(余)	0	10 800	0	0	0	10 800
其他限定用途结转(余)	0	4 330	0	0	0	4 330

续表

科目名称	12月月末余额		年终结转与分配发生额		年末余额	
	借方	贷方	借方	贷方	借方	贷方
结余分配	0	0	110 720	110 720	0	0
医疗收入	0	0	0	0	0	0
财政补助收入	0	0	0	0	0	0
上级补助收入	0	0	0	0	0	0
其他收入	0	0	0	0	0	0
医疗卫生支出	0	0	0	0	0	0
财政基建设备补助支出	0	0	0	0	0	0
其他支出	0	0	0	0	0	0
合计	1 616 530	1 616 530	179 920	179 920	1 616 530	1 616 530

"结余分配"账户的结构如图9-4、图9-5、图9-6、图9-7所示。

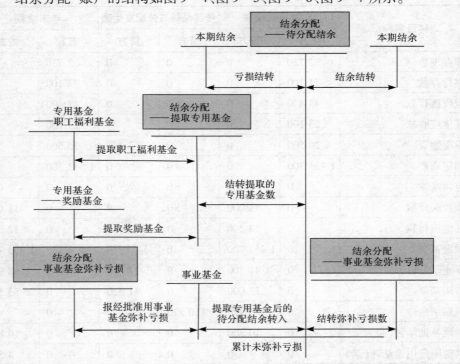

图9-4 "结余分配"账户结构图(综合)

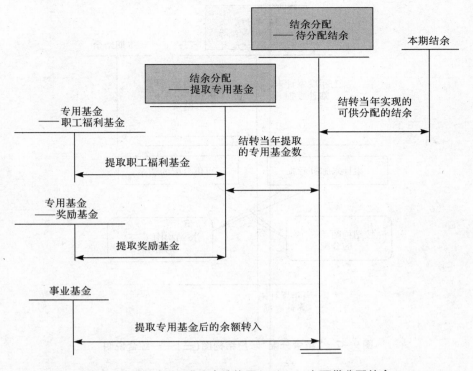

图 9-5 "结余分配"账户结构图(一)——有可供分配结余

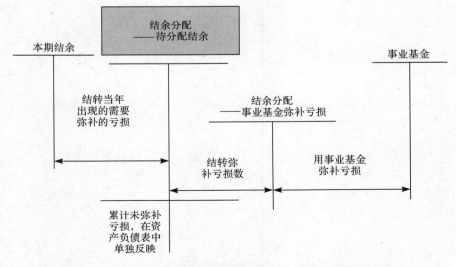

图 9-6 "结余分配"账户结构图(二)——出现亏损需要弥补

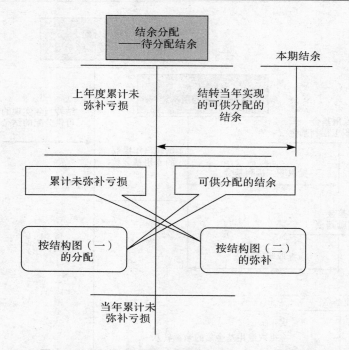

图 9 - 7　"结余分配"账户结构图（三）——综合说明

第十章 财务报告

第一节 财务报告概述

📖 学习目标

◇了解基层医疗卫生机构财务报告的含义与内容；
◇掌握基层医疗卫生机构财务报告的编制要求。

一、财务报告的内容

基层医疗卫生机构财务报告是反映基层医疗卫生机构某一特定日期的财务状况和某一会计期间的收支等情况的书面文件。编制财务报告的目的是向主管部门和财政部门等信息使用者提供基层医疗卫生机构的资产、负债、净资产的变动情况及预算收支的执行情况，以有利于正确地进行经济决策。基层医疗卫生机构应按照规定编制和提供财务报告。

基层医疗卫生机构财务报告由会计报表、会计报表附注和财务情况说明书组成。

基层医疗卫生机构会计报表包括资产负债表、收入支出总表、净资产变动表以及业务收支明细表、财政补助收支明细表等有关附表。

《基层医疗卫生机构会计制度》规定的会计报表的种类如表10-1所示。

表 10-1　　　　　　　　　　　　会计报表种类

编号	名称	编制期
会基医 01 表	资产负债表	月度、季度、年度
会基医 02 表	收入支出总表	月度、季度、年度
会基医 02 表附表 01	业务收支明细表	月度、季度、年度
会基医 02 表附表 02	财政补助收支明细表	月度、季度、年度
会基医 03 表	净资产变动表	年度

基层医疗卫生机构会计报表附注至少应包括：重要会计政策、会计估计的说明，会计报表重要项目及其增减变动情况的说明，有助于理解和分析会计报表的需要说明的其他事项。

基层医疗卫生机构财务情况说明书应主要说明基层医疗卫生机构的业务开展情况、预算执行情况、财务收支状况、资产变动情况、基本建设情况及相关报表、绩效考评情况及相关报表、对本期或下期财务状况发生重大影响的事项、专项资金的使用情况以及其他需要说明的事项。

【知识拓展 10－1】

行政事业单位会计决算报告的内容

行政事业单位会计决算报告的内容主要包括：行政事业单位决算报表、报表附注和财务分析。行政事业单位决算报表包括：（一）报表封面；（二）报表主表；（三）补充指标表。

（一）报表封面

行政事业单位决算报表封面内容主要包括：行政事业单位名称、单位负责人、财务负责人、填表人、联系方式等文字信息，以及单位统一代码、基本性质、财政预算代码、预算管理级次、隶属关系、报表类型等相关信息。

（二）报表主表、补充指标表

行政事业单位决算报表主表、补充指标表内容主要包括：行政事业单位各类收支与结余情况、资产与负债情况、人员与工资情况及财政部门规定的其他应上报的内容。主表适用于所有行政事业单位，补充指标表仅适用于相关业务的行政事业单位。

（三）报表附注

行政事业单位决算报表附注用于注明需特别说明的有关报表编制事项，主要包括：报表编制基础、编制依据、编制原则和方法，以及特殊事项的说明和有关重要项目的明细资料。

行政事业单位财务分析是对本单位收入支出、资产负债、净资产等主要财务指标增减变动情况和原因的分析。

行政事业单位会计决算报告应当同时记载在纸介质和磁盘介质（或光盘介质）上。

资料来源：财政部《行政事业单位会计决算报告制度》（财统〔2002〕4 号）。

二、财务报告的编制要求

（一）财务报告的编制时间要求

财务报告编制的时间是由财政部发布的各行业统一会计制度规定的，基层医疗卫生机构必须按照会计制度规定,定期编制财务报告。基层医疗卫生机构财务报告分为月度、季度和年度财务报告。基层医疗卫生机构应当按月度、季度、年度向主管部门和财政部门报送财务报告。

一般来说,资产负债表、收入支出总表及其附表按月编制,净资产变动表按年编制,财务情况说明书随年报表的要求编制。

（二）财务报告的编制格式要求

基层医疗卫生机构向主管部门和财政部门报送的财务报告的格式,应当符合国家有关规定;单位内部使用的财务报告,其格式要求由各单位自行规定。

会计制度对于向主管部门和财政部门报送的会计报表及其附表格式都有统一规定,基层医疗卫生机构在编制会计报表时应当严格执行统一规定,不能随意增列或减并表内项目,更不能任意变更表内各项目的经济内容,以免引起使用方面的混乱。

对于内部使用的财务报告格式,基层医疗卫生机构在自行规定时,格式要科学合理、体系完整、结构严谨、简明实用。

对于财务报告的封面,单位名称应当填写全称;单位公章应当使用单位行政公章,不能用财务专用章代替;同时还要盖齐单位负责人、总会计师、会计机构负责人、制表人等人员的印章并签字;随同报表的财务情况说明书,应在封面之内与报表装订在一起,并在封面上注明"内附财务情况说明书一份"字样;报送文件一般应贴在报表封面上,不能与财务情况说明书订在一起,因为财务情况说明书是财务报告的组成部分,报送文件只是一种履行报送程序的方式。

（三）财务报告的编制程序和质量要求

财务报告应当根据登记完整、核对无误的会计账簿记录和其他有关资料编制,做到数字真实、计算准确、内容完整、说明清楚。任何人不得篡改或者授意、指使、强令他人篡改财务报告数字。

1. 数字真实。财务报告应当与单位的财务状况和经营成果相一致。要求一切会计资料必须真实反映单位经济活动的实际,每一项会计记录都要有合法的会计凭证为依据,会计的计量、记录和确认必须根据会计制度和相关法规的规定处理;编制财务报告,必须以登记完整、核对无误的会计记录和其他有关资料为依据。

2. 计算准确。在会计账簿和其他有关资料真实可靠的前提下,严格按照会计制度规定的会计报表编制说明编制会计报表;做到表内各项目之间、报表与报表之间相互衔接,本期报表与上期报表之间有关数字相互衔接;严禁任何人用任何方式篡改财务报告数字。

3. 内容完整。财务报告各项目的内容必须严格按照会计制度规定的内容编制,要能满足各方面对财务信息的需要;不能任意改变报表项目的内容,增列或减并报表项目,更不能漏报或谎报。

4.说明清楚。财务报告所附的财务情况说明书,必须准确、简明、清晰地说明各个重要会计事项,如会计方法的变动及其影响、有关表内的综合项目构成情况说明,等等。

（四）编制会计报表时的注意事项

1.报表必须按规定金额单位填制。

2.表内的文字和数字必须工整清晰,不得潦草;填写出现差错时,应按规定方法更正,并加盖制表人印章。

3.出现负数的项目,应以"-"号表示,"-"号应在数字之前占两个数字格。

4.报表中有"年初数"的项目,数字必须与上年度报表中同类项目的"期末数"核对一致。

5.年度决算一经批准,需要调整的事项要在下年度按规定进行调整。

6.各种会计报表中规定的补充资料,都要填写齐全,不得遗漏。

第二节　资产负债表

学习目标

◇了解基层医疗卫生机构资产负债表的定义;

◇熟悉基层医疗卫生机构资产负债表的格式与内容;

◇掌握基层医疗卫生机构资产负债表的编制方法;

◇学会基层医疗卫生机构资产负债表的编制。

一、资产负债表的定义

资产负债表是反映基层医疗卫生机构某一会计期末全部资产、负债和净资产情况的报表。通过资产负债表,可以提供基层医疗卫生机构某一时点资产负债的总额及其结构,可以通过年初数与期末数的对比,对资产负债状况进行趋势分析。

二、资产负债表的格式

资产负债表是反映基层医疗卫生机构某一时点财务状况变动结果的静态报表,其理论依据是会计平衡公式,即"资产＝负债＋净资产"。

资产负债表一般采用账户式结构,其基本结构分为左右两方,左边为资产,右

边为负债和净资产,两方内部按照各自的具体项目排列,反映和填列每个项目的
"期末余额"和"年初余额";资产各项目合计与负债和净资产各项目合计相等。

基层医疗卫生机构资产负债表的格式如表 10-3 所示。

在 2012 年度全国卫生财务年报报表中,将《基层医疗卫生机构会计制度》资产
负债表的格式调整为纵向列示。调整后的资产负债表格式如表 10-2 所示。

表 10-2　　　　　　　　2012 年基层医疗卫生机构资产负债表

卫财 16 表

编制单位:

金额单位:元

项目	行次	合计	城市社区	乡镇卫生院
栏次		1	2	3
流动资产:	1			
货币资金	2			
财政应返还额度	3			
应收医疗款	4			
其他应收款	5			
库存物资	6			
待摊支出	7			
流动资产合计	8			
非流动资产:	9			
固定资产	10			
在建工程	11			
无形资产	12			
非流动资产合计	13			
资产总计	14			
负债:	15			
借入款	16			
待结算医疗款	17			
应缴款项	18			
应付账款	19			
预收医疗款	20			

项目	行次	合计	城市社区	乡镇卫生院
栏次		1	2	3
应付职工薪酬	21			
应付社会保障费	22			
应交税费	23			
其他应付款	24			
负债合计	25			
净资产:	26			
固定基金	27			
事业基金	28			
专用基金	29			
财政补助结转(余)	30			
其他限定用途结转(余)	31			
未弥补亏损	32			
净资产合计	33			
负债和净资产总计	34			

三、资产负债表的内容

资产负债表"期末余额"各项目反映的内容如下:

1．"货币资金"项目,反映基层医疗卫生机构期末库存现金、银行存款、零余额账户用款额度以及其他货币资金的合计数。

2．"财政应返还额度"项目,反映基层医疗卫生机构期末财政应返还额度的金额。

3．"应收医疗款"项目,反映基层医疗卫生机构期末应收医疗款的余额。

4．"其他应收款"项目,反映基层医疗卫生机构期末其他应收款的余额。

5．"库存物资"项目,反映基层医疗卫生机构在日常业务活动中持有以备使用、出售或日常管理中耗用的药品、卫生材料、低值易耗品和其他材料。

6．"待摊支出"项目,反映基层医疗卫生机构尚未分摊的待摊支出余额。

7．"固定资产"项目,反映基层医疗卫生机构各项固定资产的账面余额。

8."在建工程"项目,反映基层医疗卫生机构尚未完工的在建工程发生的实际支出。

9."无形资产"项目,反映基层医疗卫生机构各项无形资产的账面余额。

10."借入款"项目,反映基层医疗卫生机构尚未偿还的借款期在1年以下的借入款项。

11."待结算医疗款"项目,反映基层医疗卫生机构期末尚未确定的应上缴或留用的医疗收费。

12."应缴款项"项目,反映基层医疗卫生机构按照收支两条线管理规定应缴入国库或财政专户的款项。

13."应付账款"项目,反映基层医疗卫生机构期末应付未付账款的金额。

14."预收医疗款"项目,反映基层医疗卫生机构向住院病人、社会医疗保险机构等预收的医疗款项。

15."应付职工薪酬"项目,反映基层医疗卫生机构按照有关规定应付未付给职工的各种薪酬。

16."应付社会保障费"项目,反映基层医疗卫生机构按照有关规定应付未付给社会保障机构的各种社会保障费。

17."应交税费"项目,反映基层医疗卫生机构应交未交的各种税费。

18."其他应付款"项目,反映基层医疗卫生机构期末应付未付的其他款项金额。

19."固定基金"项目,反映基层医疗卫生机构的固定资产、在建工程等长期资产所形成的资金占用数额。

20."事业基金"项目,反映基层医疗卫生机构按照规定设置的用于弥补亏损的净资产。

21."专用基金"项目,反映基层医疗卫生机构按照规定设置、提取的具有专门用途的净资产。

22."财政补助结转(余)"项目,反映基层医疗卫生机构累计的具有限定用途结转以后年度继续使用的财政补助结转结余资金。

23."其他限定用途结转(余)"项目,反映基层医疗卫生机构累计的除财政补助结余以外的结转以后年度继续使用的其他限定用途结转结余资金。

24."未弥补亏损"项目,反映基层医疗卫生机构累计未弥补的亏损。

四、资产负债表的编制方法

(一)资产负债表的"年初余额"栏内各项数字,应根据上年年末资产负债表"期末余额"栏内数字填列。

（二）资产负债表的"期末余额"栏内各项数字，除以下各项目有特殊情况外其余所有项目根据期末各总账账户余额填列。

1."货币资金"项目根据"库存现金"、"银行存款"、"零余额账户用款额度"、"其他货币资金"科目的期末借方余额合计填列。

2."待摊支出"项目根据"待摊支出"科目的期末借方余额填列。在年度资产负债表中，待摊支出项目金额应为"0"。

3."本期结余"项目应根据"本期结余"科目的期末贷方余额填列；"本期结余"科目期末为借方余额时，以"－"号填列。在年度资产负债表中，本项目金额应为"0"。

4."未弥补亏损"项目应根据"结余分配"科目的期末借方余额以"－"号填列。

（三）如果当年度资产负债表规定的各个项目的名称和内容同上年度不相一致，则按编报当年的口径对上年年末资产负债表各项目的名称和数字进行调整，填入本表"年初余额"栏内。

五、资产负债表编制举例

（一）月报的编制

【例10－1】根据某卫生院2013年12月账户发生额及余额试算平衡表（月末结转后）（表9－4）编制12月份月报的资产负债表（如表10－3所示）。

表10－3   资产负债表

会基医01表

编制单位：某卫生院　　　　　2013年12月31日（月报）　　　　　单位：元

资产	期末余额	年初余额	负债和净资产	期末余额	年初余额
流动资产：			负债：		
货币资金	75 830	85 470	借入款		
财政应返还额度			待结算医疗款		
应收医疗款	43 400	25 800	应缴款项		
其他应收款	23 100	12 400	应付账款	2 000	22 040
库存物资	20 500	24 100	预收医疗款	11 000	11 100
待摊支出			应付职工薪酬		
流动资产合计	162 830	147 770	应付社会保障费		
非流动资产：			应交税费		
固定资产	1 453 700	1 442 600	其他应付款	12 200	11 200

续表

资产	期末余额	年初余额	负债和净资产	期末余额	年初余额
在建工程			负债合计	25 200	44 340
无形资产			净资产：		
非流动资产合计	1 453 700	1 442 600	固定基金	1 453 700	1 442 600
			事业基金	41 300	41 300
			专用基金	12 000	32 000
			财政补助结转（余）	10 800	18 800
			其他限定用途结转（余）	4 330	11 330
			本期结余	69 200	
			未弥补亏损		
			净资产合计	1 591 330	1 546 030
资产总计	1 616 530	1 590 370	负债和净资产总计	1 616 530	1 590 370

（二）年报的编制

【例 10－2】根据某卫生院 2013 年 12 月账户发生额及余额试算平衡表（年末结余分配后）（表 9－6）编制年报的资产负债表（如表 10－4 所示）。

表 10－4   资产负债表

会基医 01 表

编制单位：某卫生院   2013 年 12 月 31 日（年报）   单位：元

资产	期末余额	年初余额	负债和净资产	期末余额	年初余额
流动资产：			负债：		
货币资金	75 830	85 470	借入款		
财政应返还额度			待结算医疗款		
应收医疗款	43 400	25 800	应缴款项		
其他应收款	23 100	12 400	应付账款	2 000	22 040
库存物资	20 500	24 100	预收医疗款	11 000	11 100
待摊支出			应付职工薪酬		

续表

资产	期末余额	年初余额	负债和净资产	期末余额	年初余额
流动资产合计	162 830	147 770	应付社会保障费		
非流动资产：			应交税费		
固定资产	1 453 700	1 442 600	其他应付款	12 200	11 200
在建工程			负债合计	25 200	44 340
无形资产			净资产：		
非流动资产合计	1 453 700	1 442 600	固定基金	1 453 700	1 442 600
			事业基金	68 980	41 300
			专用基金	53 520	32 000
			财政补助结转（余）	10 800	18 800
			其他限定用途结转（余）	4 330	11 330
			本期结余		
			未弥补亏损		
			净资产合计	1 591 330	1 546 030
资产总计	1 616 530	1 590 370	负债和净资产总计	1 616 530	1 590 370

第三节 收入支出总表

📖 学习目标

◇了解基层医疗卫生机构收入支出总表的定义；
◇熟悉基层医疗卫生机构收入支出总表的格式与内容；
◇掌握基层医疗卫生机构收入支出总表的编制方法；
◇学会基层医疗卫生机构收入支出总表的编制。

一、收入支出总表的定义

收入支出总表是反映基层医疗卫生机构在某一会计期间内全部收入、支出的实际情况的报表。收入支出总表的项目与资产负债表的项目之间具有内在联系，资产负债表从静态提供一定时点的财务状况，而要了解在一定期间业务活动的成果，就依赖于收入支出总表。

二、收入支出总表的格式

收入支出总表是反映基层医疗卫生机构一定期间业务活动成果及其分配情况的报表，其理论基础是：收入－支出＝结余（或亏损）。

收入支出总表一般采用多步式格式，即结余计算和结余分配同表列示，既反映基层医疗卫生机构一定期间的业务活动成果，又反映业务活动成果的分配过程。各项目的基本计算过程可描述为：

收入减去支出，等于本期结余；本期结余再减去财政补助结转（余）、其他限定用途结转（余），等于结余分配；结余分配再加上年初未弥补亏损、事业基金弥补亏损，等于年末未弥补亏损（或：结余分配再加上年初未弥补亏损、事业基金弥补亏损，减去提取专用基金，等于转入事业基金）。

收入支出总表按应月度、季度、年度编制。平时按月结转收支，不进行结余分配。年终计算出本年累计结余后，根据有关规定结转出限定用途的结转（余）后再按程序进行结余分配。

基层医疗卫生机构收入支出总表的格式如表 10 - 8 所示。

2012 年度全国卫生财务年报报表在基层医疗卫生机构的收入支出总表中增加了"上年结余"项目。调整后的收入支出总表格式如表 10 - 5 所示。

表 10 - 5　　　　　　　2012 年基层医疗卫生机构收入支出总表

卫财 17 表

填报单位：　　　　　　　　　　　　　　　　　　　　　　　　金额单位：元

项目	行次	合计	城市社区	乡镇卫生院
栏次		**1**	**2**	**3**
一、上年结余	1			
1.财政补助结转（余）	2			
2.其他限定用途结转（余）	3			
3.未弥补亏损	4			

续表

项目	行次	合计	城市社区	乡镇卫生院
栏次		1	2	3
二、收入总计	5			
1.财政补助收入	6			
2.医疗收入	7			
其中:药品收入	8			
3.上级补助收入	9			
4.其他收入	10			
三、支出总计	11			
1.医疗卫生支出	12			
医疗支出	13			
公共卫生支出	14			
2.财政基建设备补助支出	15			
3.其他支出	16			
四、收支结余	17			
减:财政补助结转(余)	18			
减:其他限定用途结转(余)	19			
五、结余分配	20			
加:事业基金弥补亏损	21			
减:提取专用基金	22			
提取职工福利基金	23			
提取奖励基金	24			
提取其他专用基金	25			
减:转入事业基金	26			
六、年末未弥补亏损	27			

三、收入支出总表的内容

(一)收入支出总表"本月数"栏反映各收入、支出项目的本月实际发生数;在编制年度财务报告时,应将本栏改为"上年数"栏,反映各收入、支出项目上一年度的实际发生数。

(二)收入支出总表"本年累计数"栏反映各项目自年初起至报告期末止的累计实际发生数。

(三)收入支出总表各项目反映的内容

1."财政补助收入"项目,反映基层医疗卫生机构从财政部门取得的基本支出补助和项目支出补助。

2."医疗收入"项目,反映基层医疗卫生机构在开展医疗卫生服务活动中取得的收入。

3."上级补助收入"项目,反映基层医疗卫生机构从主管部门和上级单位取得的非财政补助收入。

4."其他收入"项目,反映基层医疗卫生机构除财政补助收入、医疗收入和上级补助收入以外的其他收入总额。

5."医疗卫生支出"项目,反映基层医疗卫生机构开展基本医疗服务和公共卫生服务活动中发生的各项支出。

6."财政基建设备补助支出"项目,反映基层医疗卫生机构利用财政补助收入安排的各项基建工程和设备购置支出。

7."其他支出"项目,反映基层医疗卫生机构除医疗卫生支出、财政基建设备补助支出以外的其他支出总额。

8."本期结余"项目,反映基层医疗卫生机构全部收入减去全部支出后的余额。

9."财政补助结转(余)"项目,反映基层医疗卫生机构本期财政补助收入减去财政补助支出后的余额。

10."其他限定用途结转(余)"项目,反映其他限定用途资金收入减去其他限定用途资金支出后的余额。

11."结余分配"项目,反映基层医疗卫生机构本期结余减去财政补助结转(余)和其他限定用途结转(余)后结转入结余分配的金额。

12."年初未弥补亏损"项目,反映基层医疗卫生机构截至本年年初累计未弥补的亏损。

13."事业基金弥补亏损"项目,反映基层医疗卫生机构经批准用事业基金弥补亏损的金额。

14."年末未弥补亏损"项目,反映基层医疗卫生机构截至本年末止累计未弥补的亏损。

15."提取专用基金"项目,反映基层医疗卫生机构按照规定需要计提的专用基金数额。

16."转入事业基金"项目,反映基层医疗卫生机构转入事业基金的结余数额。

四、收入支出总表的编制方法

(一)"财政补助收入"、"医疗收入"、"上级补助收入"、"其他收入"、"财政补助结转(余)"、"其他限定用途结转(余)"项目,根据对应的总账账户的贷方发生额填列。

(二)"医疗卫生支出"、"财政基建设备补助支出"、"其他支出"项目,根据对应的总账账户的借方发生额填列。

(三)"本期结余"项目,根据本表中各收入项目合计金额减去各支出项目合计金额后的金额填列;如为负数,以"-"号填列。

(四)"结余分配"、"年初未弥补亏损"、"事业基金弥补亏损"、"年末未弥补亏损"、"提取专用基金"和"转入事业基金"项目,只在年度收入支出总表中填列。编制年度收入支出总表时,上述项目的"本年累计数"栏的填列方法如下:

1."结余分配"项目根据本表中"本期结余"项目金额减去"财政补助结转(余)"项目和"其他限定用途结转(余)"项目金额后的金额填列;如为负数,以"-"号填列。

2."年初未弥补亏损"项目应当根据"结余分配"科目的本年初借方余额以"-"号填列。

3."事业基金弥补亏损"项目根据"结余分配——事业基金弥补亏损"科目贷方发生额填列。

4."年末未弥补亏损"项目根据"结余分配"科目的本年末借方余额以"-"号填列。

5."提取专用基金"项目根据"结余分配——提取专用基金"科目借方发生额填列。

6."转入事业基金"项目根据"结余分配"科目借方发生额分析填列。

五、收入支出总表编制举例

(一)月报的编制

【例10-3】某卫生院2013年12月收支账户当月及全年累计发生额、12月结转(余)账户当月结转余额及全年累计余额分别如表10-6和表10-7所示。

根据表10-6和表10-7编制某卫生院2013年12月份月报的收入支出总表(如表10-8所示)。

表 10-6　　　某卫生院 2013 年 12 月收支账户当月及全年累计发生额

单位:元

账户名称	12 月发生额	全年累计发生额
医疗收入	28 200	363 120
财政补助收入	34 300	387 620
上级补助收入	1 800	26 800
其他收入	2 840	41 240
医疗卫生支出	44 200	606 600
其中:医疗支出	12 100	203 400
公共卫生支出	32 100	403 200
财政基建设备补助支出	11 600	107 600
其他支出	1 730	20 250

表 10-7　某卫生院 2013 年 12 月结转(余)账户当月结转余额及全年累计余额

单位:元

账户名称	12 月结转余额	全年累计余额
本期结余	5 100	69 200
财政补助结转(余)	3 300	10 800
其他限定用途结转(余)	1 210	4 330

表 10-8　　　　　　　　收入支出总表

会基医 02 表

编制单位:某卫生院　　　　　　2013 年 12 月　　　　　　单位:元

项目	本月数	本年累计数
一、收入		
财政补助收入	34 300	387 620
医疗收入	28 200	363 120
上级补助收入	1 800	26 800
其他收入	2 840	41 240

项目	本月数	本年累计数
二、支出		
医疗卫生支出	44 200	606 600
其中:医疗支出	12 100	203 400
公共卫生支出	32 100	403 200
财政基建设备补助支出	11 600	107 600
其他支出	1 730	20 250
三、本期结余	9 610	84 330
减:财政补助结转(余)	3 300	10 800
减:其他限定用途结转(余)	1 210	4 330
四、结余分配		
加:年初未弥补亏损		
加:事业基金弥补亏损		
年末未弥补亏损		
减:提取专用基金		
其中:提取职工福利基金		
提取奖励基金		
提取其他专用基金		
五、转入事业基金		

(二)年报的编制

【例 10 – 4】根据某卫生院 2013 年 12 月月报的收入支出总表及年终结余分配的情况(第九章结余分配核算的【例 9 – 4】和【例 9 – 5】)编制某卫生院 2013 年年报的收入支出总表(如表 10 – 9 所示)。

表 10 – 9　　　　　　　　　　　　　**收入支出总表**

编制单位:某卫生院　　　　　　　2013 年　　　　　　　　会基医 02 表

单位:元

项目	上年数(略)	本年累计数
一、收入		
财政补助收入		387 620
医疗收入		363 120
上级补助收入		26 800
其他收入		41 240
二、支出		
医疗卫生支出		606 600
其中:医疗支出		203 400
公共卫生支出		403 200
财政基建设备补助支出		107 600
其他支出		20 250
三、本期结余		84 330
减:财政补助结转(余)		10 800
减:其他限定用途结转(余)		4 330
四、结余分配		69 200
加:年初未弥补亏损		
加:事业基金弥补亏损		
年末未弥补亏损		
减:提取专用基金		41 520
其中:提取职工福利基金		27 680
提取奖励基金		13 840
提取其他专用基金		
五、转入事业基金		27 680

第四节 业务收入支出明细表

📖 学习目标

◇了解基层医疗卫生机构业务收入支出明细表的定义;
◇熟悉基层医疗卫生机构业务收入支出明细表的格式与内容;
◇掌握基层医疗卫生机构业务收入支出明细表的编制方法;
◇学会基层医疗卫生机构业务收入支出明细表的编制。

一、业务收入支出明细表的定义

业务收入支出明细表是反映基层医疗卫生机构在某一会计期间内医疗收入和医疗卫生支出及其所属明细项目实际情况的报表。通过业务收支明细表,可以了解基层医疗卫生机构医疗卫生业务活动的经济成果,监督基层医疗卫生机构的医疗卫生业务工作开展的过程。

二、业务收入支出明细表的格式

业务收入支出明细表一般分为左右两部分,各项目采用纵向列示,左方反映医疗收入情况,分门诊和住院两部分,并按挂号收入、诊察收入、检查收入、药品收入、卫材收入、一般诊疗费收入、治疗收入、手术收入、化验收入等顺序填列;右方反映医疗卫生支出情况,分为医疗支出和公共卫生支出两部分,并按人员经费、药品支出、材料支出、非财政资本性支出、维修费、提取医疗风险基金、其他公用经费等顺序填报。左右两部分均分别反映本月数和本年累计数。

基层医疗卫生机构业务收入支出明细表的格式如表 10 - 13 所示。

另外,针对基层医疗卫生机构是否实行收支两条线管理,2012 年度全国卫生财务年报报表区分了两种管理形式的医疗收支明细表的格式。

2012 年基层医疗卫生机构医疗收支明细表(未实行收支两条线)的格式如表 10 - 10 所示。

2012 年基层医疗卫生机构医疗收支明细表(实行收支两条线)的格式如表 10 - 11 所示。

表 10 – 10   2012 年基层医疗卫生机构医疗收支明细表

（未实行收支两条线）

卫财 18 附 1 表

编制单位：   金额单位:元

项目	行次	合计	城市社区	乡镇卫生院
栏次		1	2	3
医疗收入	1			
一、门诊收入	2			
挂号收入	3			
诊察收入	4			
检查收入	5			
药品收入	6			
其中:西药收入	7			
中成药收入	8			
中草药收入	9			
卫生材料收入	10			
一般诊疗费收入	11			
治疗收入	12			
手术收入	13			
化验收入	14			
其他门诊收入	15			
二、住院收入	16			
床位收入	17			
诊察收入	18			
检查收入	19			
药品收入	20			
其中:西药收入	21			
中成药收入	22			
中草药收入	23			

项目	行次	合计	城市社区	乡镇卫生院
栏次		1	2	3
卫生材料收入	24			
一般诊疗费收入	25			
治疗收入	26			
手术收入	27			
化验收入	28			
护理收入	29			
其他住院收入	30			
医疗卫生支出	31			
一、医疗支出	32			
1. 人员支出	33			
（1）工资福利支出	34			
基本工资	35			
津贴补贴	36			
奖金	37			
社会保障缴费	38			
伙食补助费	39			
绩效工资	40			
其他工资福利支出	41			
其中：临时工工资	42			
（2）对个人和家庭补助支出	43			
离休费	44			
退休费	45			
抚恤金	46			
生活补助	47			
救济费	48			
医疗费	49			

项目	行次	合计	城市社区	乡镇卫生院
栏次		1	2	3
助学金	50			
奖励金	51			
住房公积金	52			
提租补贴	53			
购房补贴	54			
其他对个人和家庭补助支出	55			
2.药品费	56			
西药	57			
中成药	58			
中草药	59			
3.材料支出	60			
卫生材料费	61			
血费	62			
氧气费	63			
放射材料	64			
化验材料	65			
其他卫生材料	66			
其他材料费	67			
低值易耗品	68			
4.非财政资本性支出	69			
5.维修费	70			
6.提取医疗风险基金	71			
7.其他公用经费	72			
办公费	73			
印刷费	74			
咨询费	75			

项目	行次	合计	城市社区	乡镇卫生院
栏次		1	2	3
手续费	76			
水费	77			
电费	78			
邮电费	79			
取暖费	80			
物业管理费	81			
差旅费	82			
因公出国(境)费用	83			
维修(护)费	84			
租赁费	85			
会议费	86			
培训费	87			
公务接待费	88			
专用燃料费	89			
劳务费	90			
委托业务费	91			
工会经费	92			
福利费	93			
公务用车运行维护费	94			
其他交通费用	95			
其他	96			
二、公共卫生支出	97			
1. 人员支出	98			
(1)工资福利支出	99			
基本工资	100			
津贴补贴	101			

项目	行次	合计	城市社区	乡镇卫生院
栏次		1	2	3
奖金	102			
社会保障缴费	103			
伙食补助费	104			
绩效工资	105			
其他工资福利支出	106			
其中:临时工工资	107			
(2)对个人和家庭补助支出	108			
离休费	109			
退休费	110			
抚恤金	111			
生活补助	112			
救济费	113			
医疗费	114			
助学金	115			
奖励金	116			
住房公积金	117			
提租补贴	118			
购房补贴	119			
其他对个人和家庭补助支出	120			
2.药品费	121			
西药	122			
中成药	123			
中草药	124			
3.材料支出	125			
卫生材料费	126			
血费	127			

项目	行次	合计	城市社区	乡镇卫生院
栏次		1	2	3
氧气费	128			
放射材料	129			
化验材料	130			
其他卫生材料	131			
其他材料费	132			
低值易耗品	133			
4. 非财政资本性支出	134			
5. 维修费	135			
6. 其他公用经费	136			
办公费	137			
印刷费	138			
咨询费	139			
手续费	140			
水费	141			
电费	142			
邮电费	143			
取暖费	144			
物业管理费	145			
差旅费	146			
因公出国（境）费用	147			
维修（护）费	148			
租赁费	149			
会议费	150			
培训费	151			
公务接待费	152			
专用燃料费	153			

续表

项目	行次	合计	城市社区	乡镇卫生院
栏次		1	2	3
劳务费	154			
委托业务费	155			
工会经费	156			
福利费	157			
公务用车运行维护费	158			
其他交通费用	159			
其他	160			

表 10-11　　　　　2012 年基层医疗卫生机构医疗收支明细表
（实行收支两条线）

卫财 18 附 2 表

编制单位：　　　　　　　　　　　　　　　　　　　　　金额单位：元

项目	行次	合计	城市社区	乡镇卫生院
栏次		1	2	3
实际医疗收费	1			
一、门诊收费	2			
挂号收费	3			
诊察收费	4			
检查收费	5			
药品收费	6			
其中:西药收费	7			
中成药收费	8			
中草药收费	9			
卫生材料收费	10			
一般诊疗费收费	11			
治疗收费	12			
手术收费	13			

项目	行次	合计	城市社区	乡镇卫生院
栏次		1	2	3
化验收费	14			
其他门诊收费	15			
二、住院收费	16			
床位收费	17			
诊察收费	18			
检查收费	19			
药品收费	20			
其中:西药收费	21			
中成药收费	22			
中草药收费	23			
卫生材料收费	24			
一般诊疗费收费	25			
治疗收费	26			
手术收费	27			
化验收费	28			
护理收费	29			
其他住院收费	30			
确认医疗收入	31			
一、门诊收入	32			
挂号收入	33			
诊察收入	34			
检查收入	35			
药品收入	36			
其中:西药收入	37			
中成药收入	38			
中草药收入	39			

续表

项目	行次	合计	城市社区	乡镇卫生院
栏次		1	2	3
卫生材料收入	40			
一般诊疗费收入	41			
治疗收入	42			
手术收入	43			
化验收入	44			
其他门诊收入	45			
二、住院收入	46			
床位收入	47			
诊察收入	48			
检查收入	49			
药品收入	50			
其中:西药收入	51			
中成药收入	52			
中草药收入	53			
卫生材料收入	54			
一般诊疗费收入	55			
治疗收入	56			
手术收入	57			
化验收入	58			
护理收入	59			
其他住院收入	60			
医疗卫生支出	61			
一、医疗支出	62			
1.人员支出	63			
(1)工资福利支出	64			
基本工资	65			

续表

项目	行次	合计	城市社区	乡镇卫生院
栏次		1	2	3
津贴补贴	66			
奖金	67			
社会保障缴费	68			
伙食补助费	69			
绩效工资	70			
其他工资福利支出	71			
其中:临时工工资	72			
(2)对个人和家庭补助支出	73			
离休费	74			
退休费	75			
抚恤金	76			
生活补助	77			
救济费	78			
医疗费	79			
助学金	80			
奖励金	81			
住房公积金	82			
提租补贴	83			
购房补贴	84			
其他对个人和家庭补助支出	85			
2.药品费	86			
西药	87			
中成药	88			
中草药	89			
3.材料支出	90			
卫生材料费	91			

项目	行次	合计	城市社区	乡镇卫生院
栏次		1	2	3
血费	92			
氧气费	93			
放射材料	94			
化验材料	95			
其他卫生材料	96			
其他材料费	97			
低值易耗品	98			
4.非财政资本性支出	99			
5.维修费	100			
6.提取医疗风险基金	101			
7.其他公用经费	102			
办公费	103			
印刷费	104			
咨询费	105			
手续费	106			
水费	107			
电费	108			
邮电费	109			
取暖费	110			
物业管理费	111			
差旅费	112			
因公出国(境)费用	113			
维修(护)费	114			
租赁费	115			
会议费	116			
培训费	117			

项目	行次	合计	城市社区	乡镇卫生院
栏次		1	2	3
公务接待费	118			
专用燃料费	119			
劳务费	120			
委托业务费	121			
工会经费	122			
福利费	123			
公务用车运行维护费	124			
其他交通费用	125			
其他	126			
二、公共卫生支出	127			
1.人员支出	128			
(1)工资福利支出	129			
基本工资	130			
津贴补贴	131			
奖金	132			
社会保障缴费	133			
伙食补助费	134			
绩效工资	135			
其他工资福利支出	136			
其中:临时工工资	137			
(2)对个人和家庭补助支出	138			
离休费	139			
退休费	140			
抚恤金	141			
生活补助	142			
救济费	143			

项目	行次	合计	城市社区	乡镇卫生院
栏次		1	2	3
医疗费	144			
助学金	145			
奖励金	146			
住房公积金	147			
提租补贴	148			
购房补贴	149			
其他对个人和家庭补助支出	150			
2. 药品费	151			
西药	152			
中成药	153			
中草药	154			
3. 材料支出	155			
卫生材料费	156			
血费	157			
氧气费	158			
放射材料	159			
化验材料	160			
其他卫生材料	161			
其他材料费	162			
低值易耗品	163			
4. 非财政资本性支出	164			
5. 维修费	165			
6. 其他公用经费	166			
办公费	167			
印刷费	168			
咨询费	169			

续表

项目	行次	合计	城市社区	乡镇卫生院
栏次		1	2	3
手续费	170			
水费	171			
电费	172			
邮电费	173			
取暖费	174			
物业管理费	175			
差旅费	176			
因公出国(境)费用	177			
维修(护)费	178			
租赁费	179			
会议费	180			
培训费	181			
公务接待费	182			
专用燃料费	183			
劳务费	184			
委托业务费	185			
工会经费	186			
福利费	187			
公务用车运行维护费	188			
其他交通费用	189			
其他	190			

三、业务收入支出明细表的内容

业务收入支出明细表"本月数"栏反映医疗收入、医疗卫生支出及其所属明细项目的本月实际发生数;在编制年度财务报告时,应将本栏改为"上年数"栏,反映医疗收入、医疗卫生支出及其所属明细项目上一年度的实际发生数。

业务收入支出明细表"本年累计数"栏反映各项目自年初起至报告期末止的累计实际发生数。

四、业务收入支出明细表的编制方法

业务收入支出明细表中医疗收入、医疗卫生支出及其所属各明细项目,应根据"医疗收入"、"医疗卫生支出"所属明细科目的发生额分析填列。

五、业务收入支出明细表编制举例

【例10－5】某卫生院2013年"医疗收入"、"医疗卫生支出"所属明细账户12月及全年累计发生额如表10－12所示。

表10－12　某卫生院2013年医疗收支明细账户12月及全年累计发生额

单位:元

账户名称	12月发生额	全年累计发生额
医疗收入	28 200	363 120
门诊收入	16 800	217 800
其中:挂号收入		
诊察收入		
检查收入		
药品收入	9 600	120 020
其中:西药收入	4 323	59 877
中草药收入	2 077	20 123
中成药收入	3 200	40 020
卫材收入	1 010	12 500
一般诊疗费收入	2 170	39 690
治疗收入	1 700	16 400
手术收入		
化验收入	1 300	19 590
其他门诊收入	1 020	9 600
住院收入	11 400	145 320
其中:床位收入	1 160	26 800

账户名称	12 月发生额	全年累计发生额
诊察收入		
检查收入		
药品收入	4 290	76 000
其中:西药收入		
中草药收入		
中成药收入		
卫材收入		
一般诊疗费收入	1 130	11 460
治疗收入	830	9 500
手术收入	650	3 400
化验收入	1 340	7 240
护理收入	1 360	8 520
其他住院收入	640	2 400
医疗卫生支出	44 200	606 600
医疗支出	12 100	203 400
其中:人员经费	2 420	40 680
药品支出	6 930	127 040
材料支出	1 500	16 900
其中:卫材支出	1 230	15 449
其他材料支出	270	1 451
非财政资本性支出		
维修费		
提取医疗风险基金		
其他公用经费	1 250	18 780
公共卫生支出	32 100	403 200
其中:人员经费	8 120	92 640
药品支出	19 160	262 980

续表

账户名称	12月发生额	全年累计发生额
材料支出	2 620	27 080
其中:卫材支出	2 010	20 102
其他材料支出	610	6 978
非财政资本性支出		
维修费		
其他公用经费	2 200	20 500

　　根据某卫生院2013年"医疗收入"、"医疗卫生支出"所属明细账户12月及全年累计发生额编制2013年12月业务收支明细表(如表10-13所示)。

表10-13　　　　　　　　　　　　业务收支明细表

会基医02表附表01

编制单位:某卫生院　　　　　　　　2013年12月　　　　　　　　单位:元

项目	本月数	本年累计数	项目	本月数	本年累计数
一、医疗收入			二、医疗卫生支出		
1.门诊收入			1.医疗支出		
其中:挂号收入			其中:人员经费	2 420	40 680
诊察收入			药品支出	6 930	127 040
检查收入			材料支出	1 500	16 900
药品收入	9 600	120 020	其中:卫材支出	1 230	15 449
其中:西药收入	4 323	59 877	其他材料支出	270	1 451
中草药收入	2 077	20 123	非财政资本性支出		
中成药收入	3 200	40 020	维修费		
卫材收入	1 010	12 500	提取医疗风险基金		
一般诊疗费收入	2 170	39 690	其他公用经费	1 250	18 780
治疗收入	1 700	16 400	合计	12 100	203 400
手术收入			2.公共卫生支出		
化验收入	1 300	19 590	其中:人员经费	8 120	92 640
其他门诊收入	1 020	9 600	药品支出	19 160	262 980

续表

项目	本月数	本年累计数	项目	本月数	本年累计数
合计	16 800	217 800	材料支出	2 620	27 080
2.住院收入			其中:卫材支出	2 010	20 102
其中:床位收入	1 160	26 800	其他材料支出	610	6 978
诊察收入			非财政资本性支出		
检查收入			维修费		
药品收入	4 290	76 000	其他公用经费	2 200	20 500
其中:西药收入			合计	32 100	403 200
中草药收入			总计	44 200	606 600
中成药收入					
卫材收入					
一般诊疗费收入	1 130	11 460			
治疗收入	830	9 500			
手术收入	650	3 400			
化验收入	1 340	7 240			
护理收入	1 360	8 520			
其他住院收入	640	2 400			
合计	11 400	145 320			
总计	28 200	363 120			

第五节 财政补助收支明细表

📖 学习目标

◇ 了解基层医疗卫生机构财政补助收支明细表的定义；
◇ 熟悉基层医疗卫生机构财政补助收支明细表的格式与内容；
◇ 掌握基层医疗卫生机构财政补助收支明细表的编制方法；
◇ 学会基层医疗卫生机构财政补助收支明细表的编制。

一、财政补助收支明细表的定义

财政补助收支明细表是反映基层医疗卫生机构在某一会计期间内财政补助收支及其所属明细项目实际情况的报表,包括财政基本补助收支及项目补助收支明细情况。通过财政补助收支明细表,可以全面反映基层医疗卫生机构财政补助收入及支出情况,以监督财政补助资金的使用情况。

二、财政补助收支明细表的格式

财政补助收支明细表一般分左右两部分,各项目采用纵向列示,左部分反映财政补助收入情况,包括基本支出补助收入和项目支出补助收入,右部分反映财政补助支出情况,包括基本支出和项目支出。左右两部分均分别反映本月数和本年累计数。基层医疗卫生机构财政补助收支明细表的格式如表 10 – 16 所示。

2012 年度全国卫生财务年报报表将基层医疗卫生机构的财政补助收支明细表调整为纵向列示,并增加了"上年结转(余)"项目。调整后的财政补助收支明细表格式如表 10 – 14 所示。

表 10 – 14　　　　　2012 年基层医疗卫生机构财政补助收支明细表

卫财 19 表

编制单位:　　　　　　　　　　　　　　　　　　　　　　金额单位:元

项目	行次	合计	城市社区	乡镇卫生院
栏次		1	2	3
一、上年结转(余)	1			
1.财政补助结转	2			
基本支出补助结转	3			
项目支出补助结转	4			
基建项目	5			
设备购置项目	6			
公共卫生项目	7			
其他	8			
2.财政补助结余	9			
二、本年财政补助收入	10			
1.基本支出	11			

项目	行次	合计	城市社区	乡镇卫生院
栏次		1	2	3
人员经费补助收入	12			
在职人员经费	13			
离退休人员经费	14			
公用经费补助收入	15			
基本公共卫生服务补助收入	16			
2. 项目支出	17			
基建项目	18			
设备购置项目	19			
公共卫生项目	20			
其他	21			
三、本年财政补助支出	22			
1. 基本支出	23			
人员经费	24			
在职人员经费	25			
其中:使用基本公共卫生服务补助收入	26			
离退休人员经费	27			
公用经费	28			
其中:使用基本公共卫生服务补助收入	29			
2. 项目支出	30			
基建项目	31			
设备购置项目	32			
公共卫生项目	33			
其他	34			
四、年末财政补助结转(余)	35			
1. 财政补助结转	36			
基本支出补助结转	37			

项目	行次	合计	城市社区	乡镇卫生院
栏次		1	2	3
项目支出补助结转	38			
基建项目	39			
设备购置项目	40			
公共卫生项目	41			
其他	42			
2.财政补助结余	43			

三、财政补助收支明细表的内容

财政补助收支明细表"本月数"栏反映基层医疗卫生机构财政补助收支及其所属明细项目的本月实际发生数。在编制年度财务报告时,应将本栏改为"上年数"栏,反映财政补助收支及其所属明细项目本年度的实际发生数。

财政补助收支明细表"本年累计数"栏反映各项目自年初起至报告期末止的累计实际发生数。

四、财政补助收支明细表的编制方法

财政补助收支明细表中财政补助收支及其所属各明细项目,应根据"财政基本支出备查簿"和"财政项目支出备查簿"的本年财政基本收支和项目收支明细项目金额分析填列。

五、财政补助收支明细表编制举例

【例10-6】某卫生院2013年"财政基本支出备查簿"和"财政项目支出备查簿"的财政基本收支和项目收支明细项目12月及全年累计金额如表10-15所示。

表 10 – 15

某卫生院 2013 年"财政基本支出备查簿"和"财政项目支出备查簿"
财政基本收支和项目收支明细项目 12 月及全年累计金额

单位:元

项目	本月数	本年累计数
财政补助收入	34 300	387 620
基本支出补助收入	22 300	267 620
人员经费补助收入	10 540	133 320
公用经费补助收入	3 760	54 300
基本公共卫生服务补助收入	8 000	80 000
项目支出补助收入	12 000	120 000
检查设备购置	12 000	120 000
财政补助支出	31 000	376 820
基本支出	19 400	269 220
人员经费	10 540	133 320
其中:使用基本公共卫生服务补助收入	4 500	50 000
公用经费	8 860	135 900
其中:使用基本公共卫生服务补助收入	3 500	30 000
项目支出	11 600	107 600
检查设备购置	11 600	107 600

根据某卫生院 2013 年"财政基本支出备查簿"和"财政项目支出备查簿"的财政基本收支和项目收支明细项目 12 月及全年累计金额编制某卫生院 2013 年 12 月财政补助收支明细表如表 10 – 16 所示。

表 10 - 16　　　　　　　　　　　**财政补助收支明细表**

会基医 02 表附表 02

编制单位:某卫生院　　　　　　2013 年 12 月　　　　　　单位:元

项目	本月数	本年累计数	项目	本月数	本年累计数
一、财政补助收入			二、财政补助支出		
(一)基本支出补助收入			(一)基本支出		
1. 人员经费补助收入	10 540	133 320	1. 人员经费	10 540	133 320
2. 公用经费补助收入	3 760	54 300	其中:使用基本公共卫生服务补助收入	4 500	50 000
3. 基本公共卫生服务补助收入	8 000	80 000	2. 公用经费	8 860	135 900
合计	22 300	267 620	其中:使用基本公共卫生服务补助收入	3 500	30 000
			合计	19 400	269 220
(二)项目支出补助收入			(二)项目支出		
1. 基建项目			1. 基建项目		
(1)××项目			(1)××项目		
……			……		
小计			小计		
2. 设备购置			2. 设备购置		
(1)检查设备	12 000	120 000	(1)检查设备	11 600	107 600
……			……		
小计	12 000	120 000	小计	11 600	107 600
3. 重大公共卫生服务			3. 重大公共卫生服务		

续表

项目	本月数	本年累计数	项目	本月数	本年累计数
(1)××项目			(1)××项目		
……			……		
小 计			小 计		
合 计	12 000	120 000	合 计	11 600	107 600
总 计	34 300	387 620	总 计	31 000	376 820

第六节 净资产变动表

📖 学习目标

◇了解基层医疗卫生机构净资产变动表的定义;
◇熟悉基层医疗卫生机构净资产变动表的格式与内容;
◇掌握基层医疗卫生机构净资产变动表的编制方法;
◇学会基层医疗卫生机构净资产变动表的编制。

一、净资产变动表的定义

净资产变动表是反映基层医疗卫生机构在某一会计年度内净资产各项目及其所属明细项目增减变动情况的报表。通过净资产变动表,可以反映基层医疗卫生机构净资产的变动情况,掌握基金结余的存量,分析基金结余的构成,了解基金支付的能力,考核基金预算执行的情况,为调整基金补偿办法提供依据。

二、净资产变动表的结构

净资产变动表各项目一般采用横向列示,分别反映固定基金、事业基金、专用基金、未弥补亏损、财政补助结转(余)和其他限定用途项目结转(余)的年初数、本年增加数、本年减少数和年末数的情况。基层医疗卫生机构净资产变动表的格式如表10-19所示。

在2012年度全国卫生财务年报报表中,将基层医疗卫生机构的净资产变动表格式调整为纵向列示。调整后的净资产变动表格式如表 10 - 17 所示。

表 10 - 17　　　　　2012 年基层医疗卫生机构净资产变动表

卫财 20 表

编制单位：

金额单位:元

项目	行次	合计	城市社区	乡镇卫生院
栏次		1	2	3
净资产合计	1			
年初数	2			
本年增加数	3			
本年减少数	4			
年末数	5			
一、固定基金	6			
年初数	7			
本年增加数	8			
本年减少数	9			
年末数	10			
1. 固定资产占用	11			
年初数	12			
本年增加数	13			
本年减少数	14			
年末数	15			
2. 在建工程占用	16			
年初数	17			
本年增加数	18			
本年减少数	19			
年末数	20			
3. 无形资产占用	21			
年初数	22			
本年增加数	23			

项目	行次	合计	城市社区	乡镇卫生院
栏次		1	2	3
本年减少数	24			
年末数	25			
二、事业基金	26			
年初数	27			
本年增加数	28			
本年减少数	29			
年末数	30			
三、专用基金	31			
年初数	32			
本年增加数	33			
本年减少数	34			
年末数	35			
1. 职工福利基金	36			
年初数	37			
本年增加数	38			
本年减少数	39			
年末数	40			
2. 医疗风险基金	41			
年初数	42			
本年增加数	43			
本年减少数	44			
年末数	45			
3. 奖励基金	46			
年初数	47			
本年增加数	48			
本年减少数	49			

项目	行次	合计	城市社区	乡镇卫生院
栏次		1	2	3
年末数	50			
4.其他基金	51			
年初数	52			
本年增加数	53			
本年减少数	54			
年末数	55			
四、财政补助结转（余）	56			
年初数	57			
本年增加数	58			
本年减少数	59			
年末数	60			
五、其他限定用途项目结转（余）	61			
年初数	62			
本年增加数	63			
本年减少数	64			
年末数	65			
六、未弥补亏损	66			
年初数	67			
本年增加数	68			
本年减少数	69			
年末数	70			

三、净资产变动表的内容

1.净资产变动表"年初数"栏反映固定基金、事业基金、专用基金、未弥补亏损、财政补助结转（余）、其他限定用途项目结转（余）及其所属明细项目的年初数。

2.净资产变动表"本年增加数"栏反映固定基金、事业基金、专用基金、未弥补亏损和财政补助结转（余）、其他限定用途结转（余）及其所属明细项目在年度财务报告期间的增加数额。

3. 净资产变动表"本年减少数"栏反映固定基金、事业基金、专用基金、未弥补亏损和财政补助结转（余）、其他限定用途结转（余）及其所属明细项目在年度财务报告期间的减少数额。

4. 净资产变动表"年末数"栏反映净资产各项目年初数通过增加数和减少数调整后的年末数额。

四、净资产变动表的编制方法

1. 净资产变动表中净资产各项目及其所属各明细项目的"年初数"应根据上年末本表对应项目"年末数"填列。

2. 净资产变动表净资产各项目及其所属各明细项目的"本年增加数"和"本年减少数"应根据相关科目及其所属明细科目的发生额分析填列。其中，"未弥补亏损"项目应根据"结余分配"借方发生额以"－"号分析填列。

3. 净资产变动表中净资产各项目及其所属各明细项目的"年末数"应根据相关科目及其所属明细科目的年末余额分析填列。其中，"未弥补亏损"项目应根据"结余分配"年末借方余额以"－"号分析填列。

五、净资产变动表编制举例

【例10－7】某卫生院2013年净资产类账户发生额及余额如表10－18所示。

表10－18 　　　　某卫生院2013年净资产类账户发生额及余额

单位：元

账户名称	年初余额	本期发生额		年末余额
		借方	贷方	
固定基金	1 442 600		11 100	1 453 700
固定资产占用	1 442 600		11 100	1 453 700
事业基金	41 300		27 680	68 980
专用基金	32 000	13 068	34 588	53 520
职工福利基金	19 200	8 547	21 459	32 112
奖励基金	12 800	4 521	13 129	21 408
财政补助结转（余）	18 800	14 258	6 258	10 800
其他限定用途结转（余）	11 330	11 572	4 572	4 330

根据某卫生院 2013 年净资产类账户发生额及余额编制净资产变动表(如表 10 - 19 所示)。

表 10 - 19　　　　　　　　净资产变动表(简表)

会基医 03 表

编制单位:某卫生院　　　　　　　　2013 年度　　　　　　　　单位:元

| 项目 | 合计 | 固定基金 | | 事业基金 | 专用基金 | | 未弥补亏损 | 财政补助结转(余) | 其他限定用途结转(余) |
		固定资产占用	在建工程占用		职工福利基金	奖励基金			
1. 年初数	1 546 030	1 442 600		41 300	19 200	12 800		18 800	11 330
2. 本年增加数	84 198	11 100		27 680	21 459	13 129		6 258	4 572
3. 本年减少数	38 898				8 547	4 521		14 258	11 572
4. 年末数	1 591 330	1 453 700		68 980	32 112	21 408		10 800	4 330

第七节　财务分析

📖 学习目标

◇了解基层医疗卫生机构财务分析的意义与方法;
◇熟悉基层医疗卫生机构财务分析的内容;
◇掌握基层医疗卫生机构财务分析的指标;
◇掌握基层医疗卫生机构基本数字及财务分析表编制的基本依据。

一、财务分析的意义

基层医疗卫生机构财务分析是财务管理工作的重要组成部分。基层医疗卫生机构应当按照财政部门和主管部门的规定和要求,根据单位财务管理的需要,定期编制财务分析报告。

二、财务分析的方法

财务分析一般采用比较法,其内容包括:

1.将有关指标的本期实际数据与计划或预算比较,以发现差异;

2.将本期实际指标与上年或历史最好水平比较,以分析单位的发展变化趋势;

3.将本期实际指标与同行业其他单位的指标进行比较,以寻找差距,提出改正措施。

三、财务分析的内容

财务分析的内容包括基层医疗卫生机构事业发展和预算执行、资产使用管理、收入、支出和净资产变动以及财务管理情况、存在的主要问题和改进措施等。

1.基本情况。基本情况是报表分析说明的概述,基本情况应该用简练明快的文字进行表述。如基层医疗卫生机构事业发展和预算执行、资产使用管理、收入、支出和净资产变动以及财务管理情况。

2.影响单位预算完成情况的主要问题及其原因。这是报表分析的核心内容,要以数字和文字结合起来对重大因素进行分析。如用预算收支完成率分析预算执行的情况,用资产负债率分析资产负债水平。

3.改善管理的措施和效果。这是文字分析的主要内容,要有针对性地指出管理中存在的问题,从主客观两个方面分析其原因及影响程度,以及对存在问题采取的措施和取得的效果。

4.今后努力方向。在这一部分应肯定成绩,指出今后工作中应当坚持的好措施、好方法,提出尚待今后克服的问题及其环节,对需要加强的环节提出建议。

四、财务分析的指标

《基层医疗卫生机构财务制度》规定的基层医疗卫生机构的财务分析指标包括预算收支完成率、人员经费占医疗卫生支出的比率、公用经费占医疗卫生支出的比率、收支结余率、资产负债率、支出构成及次均费用等。

(一)预算收支完成率

预算收支完成率是反映基层医疗卫生机构预算管理水平的指标,包括预算收入完成率和预算支出完成率。计算公式如下:

预算收入完成率 = 本期实际收入总额 ÷ 本期预算收入总额 ×100%

预算支出完成率 = 本期实际支出总额 ÷ 本期预算支出总额 ×100%

(二)人员经费占医疗卫生支出的比率

人员经费占医疗卫生支出的比率是反映基层医疗卫生机构人员配备的合理性和薪酬水平高低的指标。计算公式如下:

人员经费占医疗卫生支出的比率 = 人员经费 ÷ 医疗卫生支出 ×100%

（三）公用经费占医疗卫生支出的比率

公用经费占医疗卫生支出的比率是反映基层医疗卫生机构对人员的商品和服务支出投入情况的指标。计算公式如下：

公用经费占医疗卫生支出的比率 = 公用经费 ÷ 医疗卫生支出 × 100%

（四）收支结余率

收支结余率反映基层医疗卫生机构除来源于财政收支之外的收支结余水平，能够体现基层医疗卫生机构财务状况、医疗卫生支出的节约程度以及管理水平。计算公式如下：

收支结余率 = 收支结余 ÷（医疗收入 + 其他收入）× 100%

（五）资产负债率

资产负债率反映基层医疗卫生机构的资产中借债筹资的比重。计算公式如下：

资产负债率 = 负债总额 ÷ 资产总额 × 100%

（六）每门诊人次收入、每门诊人次支出及门诊收入成本率

门诊收入成本率是反映基层医疗卫生机构每门诊收入耗费成本水平的指标。

每门诊人次收入 = 门诊收入 ÷ 门诊人次

每门诊人次支出 = 门诊支出 ÷ 门诊人次

门诊收入成本率 = 每门诊人次支出 ÷ 每门诊人次收入 × 100%

（七）每住院人次收入、每住院人次支出及住院收入成本率

住院收入成本率是反映基层医疗卫生机构每住院病人收入耗费成本水平的指标。

每住院人次收入 = 住院收入 ÷ 出院人次

每住院人次支出 = 住院支出 ÷ 出院人次

住院收入成本率 = 每住院人次支出 ÷ 每住院人次收入 × 100%

（八）百元收入药品、卫生材料消耗

百元收入药品、卫生材料消耗是反映基层医疗卫生机构的药品、卫生材料消耗程度，以及药品、卫生材料管理水平的指标。

百元收入药品、卫生材料消耗 = 药品、卫生材料消耗 ÷（医疗收入 + 其他收入）× 100

基层医疗卫生机构可以根据本单位特点增加财务分析指标。

五、基本数字及财务分析表简介

基本数字及财务分析表是反映基层医疗卫生机构人员、床位、工作量等基本情

况以及相关财务分析指标的会计报表附表。基本数字及财务分析表包括基本数字部分和财务指标分析部分。两部分指标的含义及填制方法如下：

（一）基本数字部分

1. 编制人数：根据编制管理部门核定的人员编制数填列。

2. 年末在编在职人数：年末单位具有编制管理部门正式核定编制且在岗的工作人员。

3. 年末在职职工人数：当年年末支付年底工资的在岗职工人数，包括合同聘用制人员，不包括临时工、离退休人员、离开本单位仍保留劳动关系的人员和返聘人员。

"卫生技术人员"：年末单位在职的执业（助理）医师、护师、注册护士、药剂人员、检验和影像人员等卫生专业人员。不包括专职从事管理工作的卫生技术人员。

"从事公共卫生人员"：提供公共卫生服务的相关人员。

"全科医生"：执业范围注册为全科医学专业的执业医师，主要提供预防保健、常见病多发病诊疗、危急重症转诊、康复治疗和慢性病等重点人群健康管理等一体化、连续性服务。

"财会人员"：年末单位在财会岗位工作的实有人员。

"兼职人员"：年末单位兼职财会岗位工作人员。

4. 平均在职职工人数：指每月在职职工人数的算术平均数。

5. 年末离退休人数：按单位年末实有人数填列。

年平均离退休人数：指每月离退休职工人数的算术平均数。

"纳入社会养老保险人数"反映本单位根据国家有关规定纳入社会养老保险范围的离退休职工人数。

6. 临时工人数：单位全年聘用临时工的平均数，其工资从其他工资福利支出中列支，不含钟点工。

7. 编制床位：卫生主管部门核定的编制床位数。

8. 年末实际开放床位：年末实际开放的床位数。

9. 平均开放床位：填列全年每日开放床位的算术平均数。

10. 实际开放总床日数：年内基层医疗卫生机构各科每日夜晚 12 点钟开放病床数之总和，不论该床是否被病人占用，都应计算在内，包括因故（如消毒、小修理等）暂时停用的病床，不包括因医院病房扩建、大修理或粉刷而停用的病床及临时增设的病床。

11. 诊疗人次数：所有诊疗工作的总人次数。包括病人来院就诊的门诊、急诊人次，出诊、赴家庭病床、下地段等外出诊疗人次，本院职工的诊疗人次数，外出进行的单项健康体检及健康咨询指导人次，局部的单项健康检查人数等。

其中：门急诊人次为病人来院就诊的门诊、急诊人次。

12. 实际占用总床日数：基层医疗卫生机构各科每日夜晚12点钟实际占用病床数（即每日夜晚12点钟的住院人数）之总和。包括实际占用的临时床位、病人入院后于当晚12点钟以前死亡或因故出院所占用的床位。

13. 出院者占用总床日数：出院者（包括正常分娩、未产出院、住院经检查无病出院、未治出院及健康人进行人工流产或绝育手术后正常出院者）住院日数的总和。

14. 出院人数：所有住院后出院的人数，包括出院病人数、正常分娩、未产出院、住院经检查无病出院、未治出院及健康人进行人工流产或绝育手术后正常出院者。

15. 年初、年末固定资产总值：以单位账面的实有价值填列，不包含在建工程和待处理固定资产净损失。

本年新增加固定资产总值：本年固定资产增加的绝对值。

本年减少固定资产总值：本年固定资产减少的绝对值。

"业务用房"：单位用于维持正常业务开展需要的用房，不含住宅、停车场和商业用房等。

16. 医疗收入总额：基层医疗卫生机构医疗收费金额。

来源于城镇职工医疗保险基金：基层医疗卫生机构收到城镇职工医疗保险结算的医药费。

来源于城镇居民医疗保险基金：基层医疗卫生机构收到城镇居民医疗保险结算的医药费。

来源于新型农村合作医疗基金：基层医疗卫生机构收到新型农村合作医疗结算的医药费。

来源于城乡一体化医疗保险基金：合并实施以上保险基金（城镇职工医疗保险、城镇居民医疗保险、新型农村合作医疗保险）地区基层医疗卫生机构收到结算的医药费。

来源于其他医疗保险基金：基层医疗卫生机构收到的其他来源结算的医药费。

17. 临时工工资：根据全年实际发放临时工劳务报酬数额填列。

18. 药品平均占用额：指年初库存药品账面价值和年末库存药品账面价值的平均金额。

19. 一年以上其他应付款：填列本单位向金融机构等其他单位举借的一年以上并用于基本建设和设备购置的债务。

基本建设负债：填列本单位向金融机构等其他单位举借的一年以上并用于基

本建设项目的债务。

设备购置负债:填列本单位向金融机构等其他单位举借的一年以上并用于医疗设备购置的债务。

20.应收医保病人欠费:享受医疗保险病人所欠医疗费用的年末余额。

21.应收公费医疗病人欠费:享受公费医疗病人所欠医药费用的年末余额。

22.确认无法收回的医疗欠费:无结算对象或经正式办理费用结算后,尚有余额无法结清的病人欠费年末余额。

医保病人欠费:享受医疗保险病人(含本单位医保病人)的医药费用与医保部门正式办理结算后仍有余额未能结清的年末余额。

公费医疗欠费:享受公费医疗病人的医药费用与公费医疗管理部门办理正式结算后仍有余额未能结清的年末余额。

"三无"病人欠费:"无收入、无家属、无身份"的"三无"病人经医院诊治发生的医药费用。

(二)财务指标分析部分

1.每职工平均诊疗人次 = 诊疗人次数 ÷ 平均在职职工人数

2.每职工平均住院床日 = 实际占用总床日 ÷ 平均在职职工人数

3.每职工平均医疗收入 = 医疗收入 ÷ 平均在职职工人数

4.每床位占用固定资产 = 年末固定资产总值 ÷ 实际开放床位数

5.每床位占用专用设备 = 年末专用设备总值 ÷ 实际开放床位数

6.病床使用率 = 实际占用总床日 ÷ 实际开放总床日 × 100%

7.病床周转次数 = 出院人数 ÷ 平均开放床位数

8.出院者平均住院天数 = 出院者占用总床日 ÷ 出院人数

9.固定资产增长率 = (固定资产年末数 ÷ 固定资产年初数 − 1) × 100%

10.净资产增长率 = (净资产年末数 ÷ 净资产年初数 − 1) × 100%

11.百元固定资产医疗收入(不含药品收入) = (医疗收入 − 药品收入) ÷ [(固定资产年初数 + 固定资产年末数) ÷ 2] × 100

12.资产负债率 = 负债合计 ÷ 资产合计 × 100%

13.流动比率 = 流动资产 ÷ 流动负债 × 100%

14.速动比率 = (货币资金 + 应收医疗款 + 其他应收款) ÷ 流动负债 × 100%

15.总资产周转率 = (医疗收入 + 其他收入) ÷ [(总资产年初数 + 总资产年末数) ÷ 2] × 100%

16.应收医疗款周转天数 = (年初应收医疗款 + 年末应收医疗款) ÷ 2 × 365 ÷ 医疗收入

17. 库存物资周转率 =（药品费 + 卫生材料费 + 其他材料费 + 低值易耗品）÷ 库存物资

18. 药品收入占医疗收入比重 = 药品收入 ÷ 医疗收入 ×100%

19. 药品周转天数 = 药品平均占用额 ×365 ÷ 药品收入

20. 每门急诊人次平均收费水平 = 门急诊医疗收入 ÷ 门急诊人次

其中:药品费 = 门急诊药品收入 ÷ 门急诊人次

21. 每床日平均费用水平 = 住院医疗收入 ÷ 实际占用床日

其中:药品费 = 住院药品收入 ÷ 实际占用床日

22. 出院者平均医药费用 = 每床日平均费用水平 × 出院者平均住院天数

其中:药品费 = 每床日平均药品费费用水平 × 出院者平均住院天数

23. 财政补助收入占总支出比例 = 财政补助收入 ÷ 基层医疗卫生机构总支出 ×100%

24. 财政基本支出补助收入占基本支出比例 = 财政基本支出补助收入 ÷ 基本支出 ×100%

25. 在职职工人均财政基本支出补助 = 财政基本支出在职人员经费补助 ÷ 平均在职职工人数

26. 离退休人员人均财政基本支出补助 = 财政基本支出离退休人员经费补助 ÷（平均离退休人数 - 平均养老保险人数）

27. 公共卫生支出占总支出比例 = 公共卫生支出 ÷ 支出总计 ×100%

28. 在职人员经费占医疗卫生支出比例 =（医疗支出和公共卫生支出中的人员支出 - 离休费 - 退休费）÷ 医疗卫生支出 ×100%

29. 公用经费占医疗卫生支出比例 = 医疗支出和公共卫生支出中的除人员经费外的支出 ÷ 医疗卫生支出 ×100%

30. 在职人员人均工资性收入 =（基本工资 + 津贴补贴 + 奖金 + 绩效工资 + 伙食补助费）÷ 平均在职人员数

31. 百元医疗收入的医疗卫生支出(不含药品收入) =（医疗卫生支出 - 药品费）÷（医疗收入 - 药品收入）×100

32. 百元医疗收入消耗卫生材料(不含药品收入) = 卫生材料费 ÷（医疗收入 - 药品收入）×100

以 2012 年度全国卫生财务年报报表为例,基层医疗卫生机构基本数字及财务分析表的格式如表 10 - 20 所示。

表 10 – 20 2012 年基层医疗卫生机构基本数字及财务分析表

卫财 21 表

编制单位：

项目	单位	行次	合计	城市社区	乡镇卫生院
栏次			1	2	3
基本数字		1			
一、机构、人员、床位及工作量		2			
机构数	个	3			
编制人数	人	4			
年末在编在职人数	人	5			
年末在职职工人数	人	6			
其中:卫技人员	人	7			
其中:从事公共卫生人员	人	8			
全科医生	人	9			
财会人员	人	10			
其中:兼职人员	人	11			
平均在职职工人数	人	12			
年末离退休人数	人	13			
其中:纳入社会养老保险人数	人	14			
年平均离退休人数	人	15			
其中:纳入社会养老保险人数	人	16			
临时工人数	人	17			
其中:卫技人员	人	18			
其中:从事公共卫生人员	人	19			
编制床位	张	20			
平均开放床位	张	21			
年末实际开放床位	张	22			
诊疗人次数	人次	23			

项目	单位	行次	合计	城市社区	乡镇卫生院
栏次			1	2	3
其中:门急诊人次数	人次	24			
实际开放总床日数	床日	25			
实际占用总床日数	床日	26			
出院者占用总床日数	床日	27			
出院人数	人	28			
二、固定资产		29			
年初固定资产总值	元	30			
本年增加固定资产总值	元	31			
本年减少固定资产总值	元	32			
年末固定资产总值	元	33			
其中:专用设备	元	34			
房屋及建筑物	元	35			
其中:业务用房	元	36			
年末房屋及建筑物面积	平方米	37			
其中:业务用房	平方米	38			
其中:危房面积	平方米	39			
三、收入		40			
医疗收入总额	元	41			
其中:来源于城镇职工医疗保险基金	元	42			
来源于城镇居民医疗保险基金	元	43			
来源于新型农村合作医疗基金	元	44			
来源于城乡一体化医疗保险基金	元	45			
来源于其他医疗保险基金	元	46			
四、费用		47			
临时工工资	元	48			

项目	单位	行次	合计	城市社区	乡镇卫生院
栏次			1	2	3
药品平均占用额	元	49			
五、负债		50			
一年以上其他应付款	元	51			
其中:基本建设负债	元	52			
设备购置负债	元	53			
六、医疗欠费		54			
应收医保病人医药费	元	55			
应收公费医疗病人医药费	元	56			
确认无法收回的医疗欠费	元	57			
其中:医保病人欠费	元	58			
公费医疗欠费	元	59			
"三无"病人欠费	元	60			
七、应收医疗款		61			
年初应收医疗款	元	62			
年末应收医疗款	元	63			
主要指标分析		64			
一、效率、效益及装备		65			
每职工平均诊疗人次	人次	66			
每职工平均住院床日	床日	67			
每职工平均医疗收入	元/人	68			
每床位占用固定资产	元/张	69			
其中:专用设备	元/张	70			
病床使用率	%	71			
病床周转次数	次	72			
出院者平均住院天数	天	73			

项目	单位	行次	合计	城市社区	乡镇卫生院
栏次			1	2	3
固定资产增长率	%	74			
净资产增长率	%	75			
百元固定资产医疗收入(不含药品收入)	元	76			
二、负债及偿债能力		77			
资产负债率	%	78			
流动比率	%	79			
速动比率	%	80			
总资产周转率	%	81			
应收医疗款周转天数	天	82			
库存物资周转率	%	83			
三、药品		84			
药品收入占医疗收入比重	%	85			
药品周转天数	天	86			
四、次均费用及财政补偿		87			
每门急诊人次平均收费水平	元	88			
其中:药品费	元	89			
每床日平均收费水平	元	90			
其中:药品费	元	91			
出院者平均医药费用	元	92			
其中:药品费	元	93			
财政补助收入占总支出比例	%	94			
财政基本支出补助占基本支出比例	%	95			
在职职工人均财政基本支出补助	元	96			
离退休人均财政基本支出补助	元	97			
五、支出分析		98			

续表

项目	单位	行次	合计	城市社区	乡镇卫生院
栏次			1	2	3
公共卫生支出占总支出比例	%	99			
在职人员经费占医疗卫生支出比例	%	100			
公用经费占医疗卫生支出比例	%	101			
在职人员人均工资性收入	元	102			
百元医疗收入的医疗卫生支出(不含药品收入)	元	103			
百元医疗收入消耗卫生材料(不含药品收入)	元	104			

另外,基层医疗卫生机构还应根据年报编制的具体要求编制基本建设情况表、医用设备统计表等。以2012年度全国卫生财务年报报表为例,基层医疗卫生机构的基本建设情况表、医用设备统计表分别如表10-21、表10-22所示。

表10-21　　　　　2012年基层医疗卫生机构基本建设情况表

卫财22表

编制单位:

项目	单位	行次	合计	城市社区	乡镇卫生院
栏次			1	2	3
一、本年建设项目个数	个	1			
其中:本年新开工	个	2			
二、项目总建筑面积	平方米	3			
其中:本年新开工程建筑面积	平方米	4			
本年竣工工程建筑面积	平方米	5			
三、年初基建投资结余资金	元	6			
其中:财政性投资	元	7			
其中:基本建设资金结转	元	8			

续表

项目	单位	行次	合计	城市社区	乡镇卫生院
栏次			1	2	3
四、本年基建投资到位资金	元	9			
1.财政性投资	元	10			
其中:基本建设资金收入	元	11			
2.单位自筹资金	元	12			
单位自有资金	元	13			
银行贷款	元	14			
利用外资	元	15			
其他投资	元	16			
五、本年基本建设支出	元	17			
其中:财政性投资支出	元	18			
其中:基本建设资金支出	元	19			
1.交付使用资产	元	20			
其中:固定资产	元	21			
2.待核销基建支出	元	22			
3.转出投资	元	23			
4.在建工程	元	24			
六、年末基建投资结余资金	元	25			
其中:财政性投资	元	26			
其中:基本建设资金结转	元	27			
附:累计基本建设支出	元	28			
其中:交付使用资产合计	元	29			

表 10 - 22　　　　**2012 年基层医疗卫生机构医用设备统计表**

编制单位：

项目	单位	行次	合计	城市社区	乡镇卫生院
栏次			1	2	3
总计	台	1			
	元	2			
1. X 线计算机断层扫描仪（CT）	台	3			
	元	4			
2. 医用磁共振成像装置（MRI）	台	5			
	元	6			
3. 200MA 或以上 X 光机	台	7			
	元	8			
4. 台式 B 超	台	9			
	元	10			
5. 心电图机	台	11			
	元	12			
6. 自动生化分析仪	台	13			
	元	14			
7. 尿分析仪	台	15			
	元	16			
8. 洗胃机	台	17			
	元	18			
9. 救护车	台	19			
	元	20			